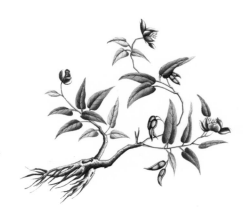

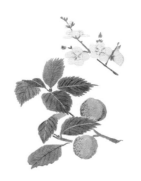

少年读典籍

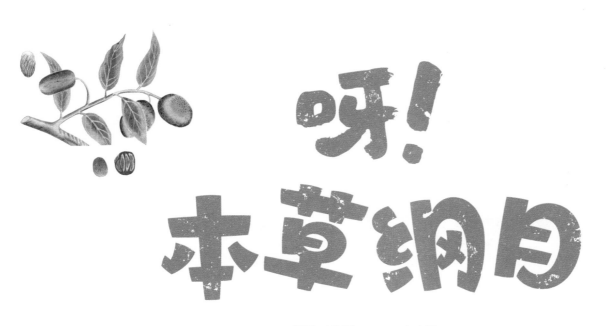

呀！本草纲目

〔明〕李时珍 著　　文小通 编著

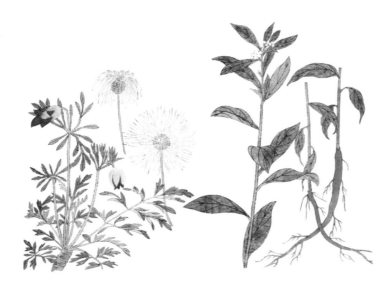

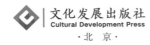

文化发展出版社
Cultural Development Press
·北 京·

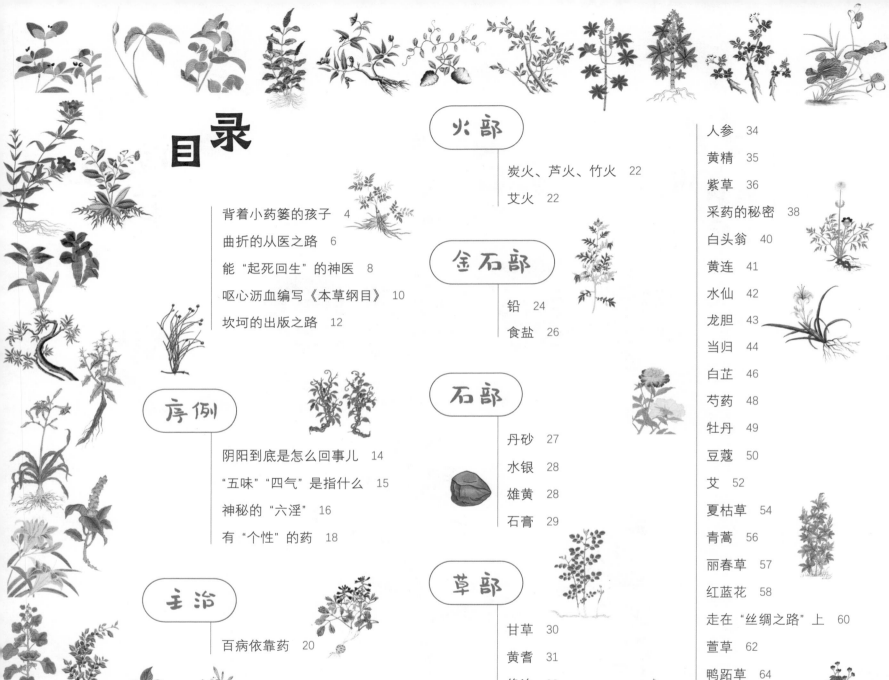

目录

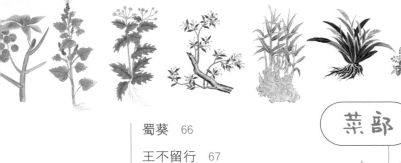

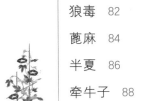

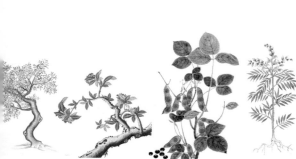

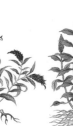
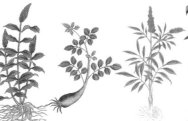
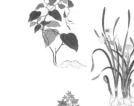
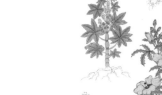
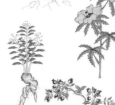

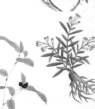
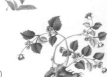
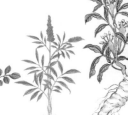

背着小药篓的孩子

明朝时，在蕲（qí）州（今湖北省蕲春县）的一个医药世家，诞生了一个小男孩，起名为李时珍。李时珍的祖父是当地有名望的医生，父亲曾入太医院，担任吏目。李时珍在很小的时候，就背上小药篓上山采药了。他的好奇心强，看到不认识的草药，就认真地向父亲请教，因此小小的年纪他就能分辨出很多草药了。他还经常翻开父亲的医书，读得津津有味。

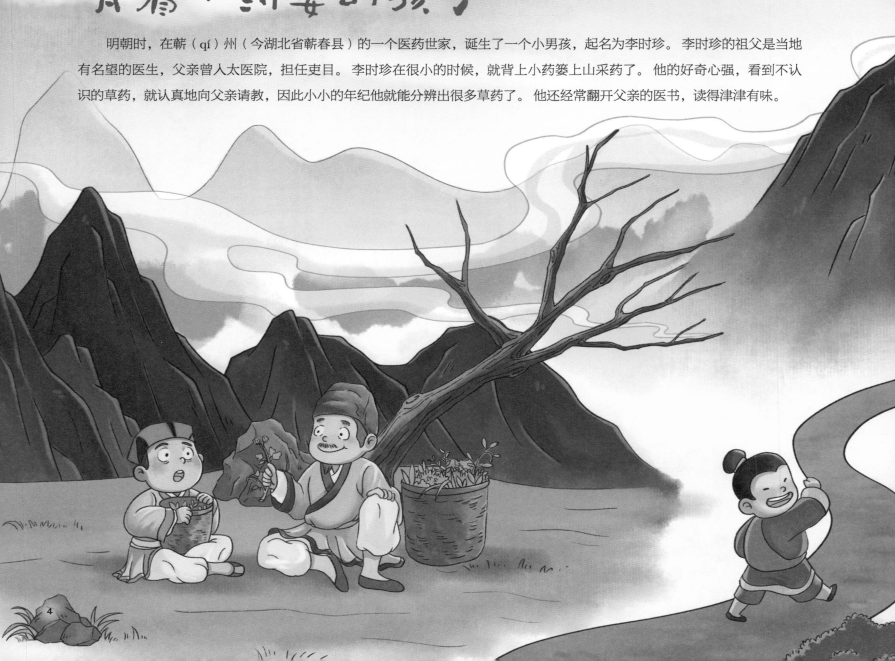

李时珍思维敏捷，极为善对。由于聪颖好学，8岁时，李时珍进私塾学习，私塾先生望着窗外的树木和远山，吟道："远声隔林静。"李时珍看到漫天朝霞，行旅匆匆，对道："明霞对客飞。"一时传为美谈。李时珍博览群书，和小伙伴一起玩耍时，总能叫出不同的花草树木和飞禽走兽的名字，还能头头是道地讲出不同的知识，小伙伴们都很崇拜他。

覆盆子：也叫西国草、毕楞伽等，果实软红可爱，像翻覆过来的盆；采后捣成薄饼，晒干，用酒拌蒸入药最好，可益气补虚，补肝明目等。

那是覆盆子。

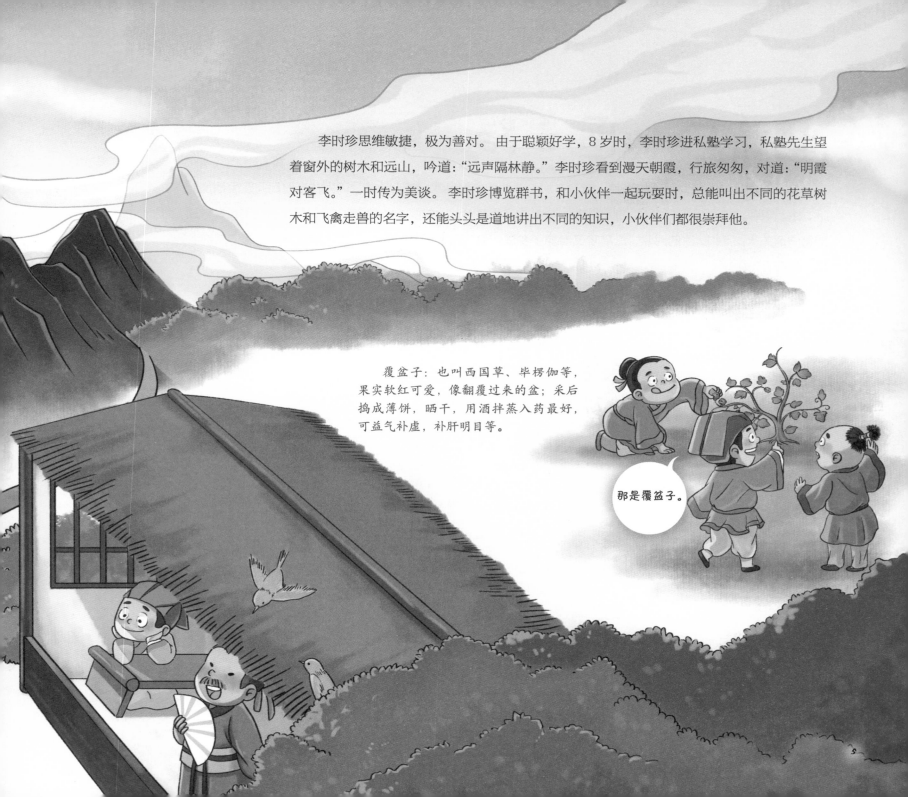

5

曲折的从医之路

　　虽然李时珍从小就对行医感兴趣，但父亲却希望他能参加科考，走上仕途，因为在当时民间医生地位低下，生活艰苦。李时珍只好听从父亲的安排，去参加了科举考试，年仅 14 岁就考中了秀才，通过了科举考试的第一道关卡。到 17 岁的时候，李时珍又参加了乡试，但这次考试没有考中。之后李时珍接连考了三次乡试，都榜上无名。

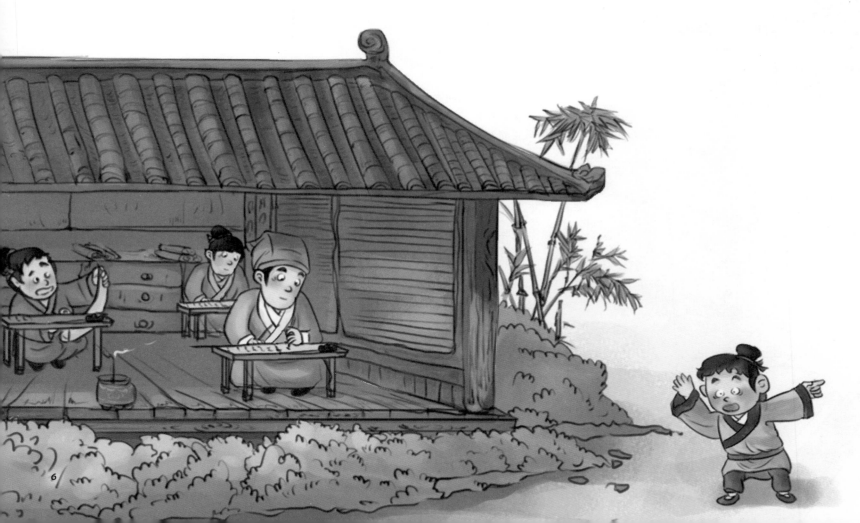

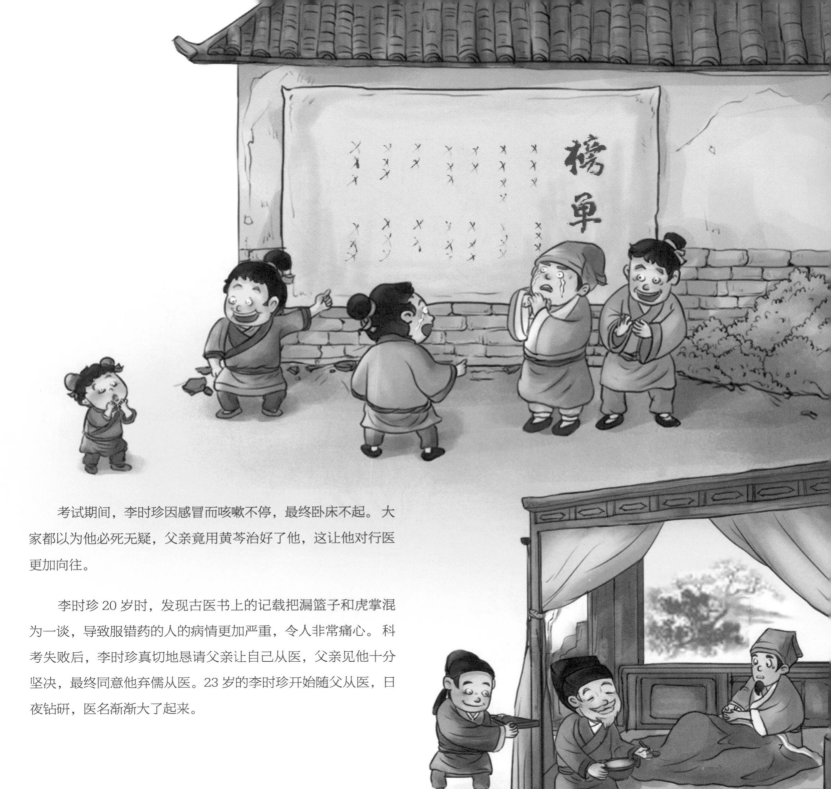

考试期间，李时珍因感冒而咳嗽不停，最终卧床不起。大家都以为他必死无疑，父亲竟用黄芩治好了他，这让他对行医更加向往。

李时珍 20 岁时，发现古医书上的记载把漏篮子和虎掌混为一谈，导致服错药的人的病情更加严重，令人非常痛心。科考失败后，李时珍真切地恳请父亲让自己从医，父亲见他十分坚决，最终同意他弃儒从医。23 岁的李时珍开始随父从医，日夜钻研，医名渐渐大了起来。

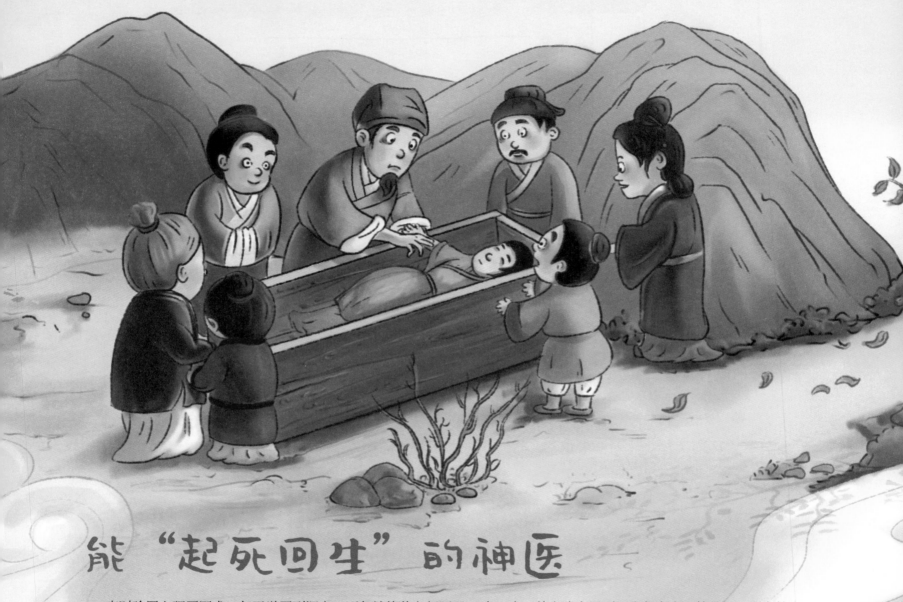

能 "起死回生" 的神医

李时珍用心研习医术，每天学习到深夜，不久就能独立行医了。有一次，他在路上遇到一个气息全无的孕妇，所有的人都觉得孕妇已经死了，把她装进了棺材。李时珍仔细询问子孕妇身边的人，断定孕妇其实只是昏死过去了。于是，他开始给孕妇诊治、用药，使孕妇醒了过来，孕妇还产下一个婴儿。此后，很多人都知道有一位能 "起死回生" 的神医叫李时珍。

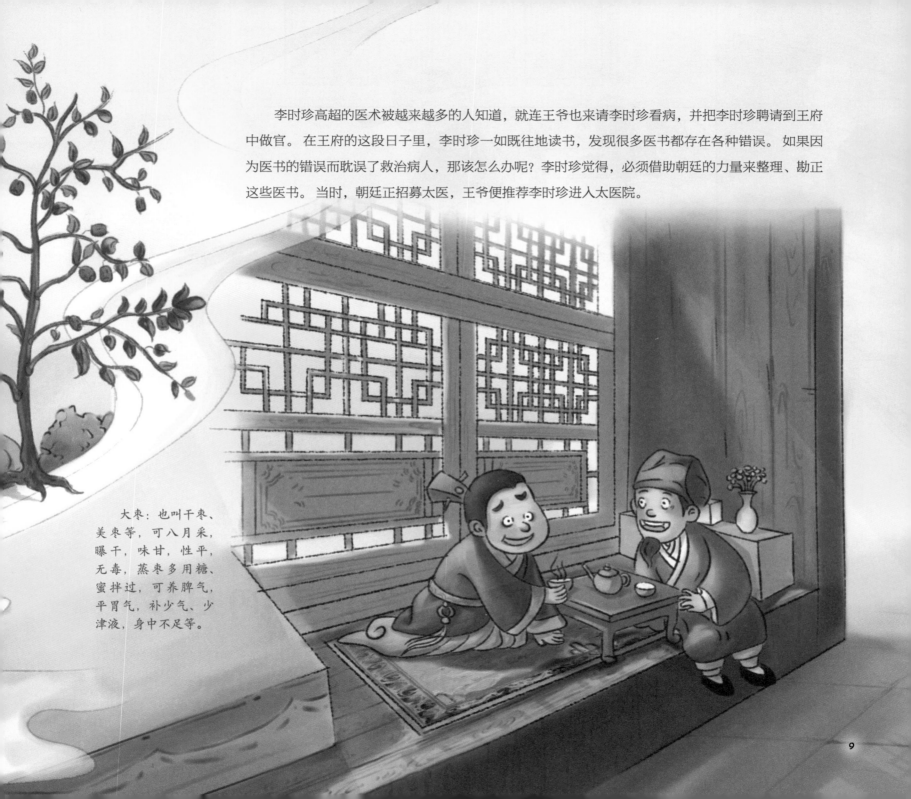

李时珍高超的医术被越来越多的人知道，就连王爷也来请李时珍看病，并把李时珍聘请到王府中做官。在王府的这段日子里，李时珍一如既往地读书，发现很多医书都存在各种错误。如果因为医书的错误而耽误了救治病人，那该怎么办呢？李时珍觉得，必须借助朝廷的力量来整理、勘正这些医书。当时，朝廷正招募太医，王爷便推荐李时珍进入太医院。

大枣：也叫干枣、美枣等，可八月采，曝干，味甘，性平，无毒，蒸枣多用糖、蜜拌过，可养脾气，平胃气，补少气、少津液，身中不足等。

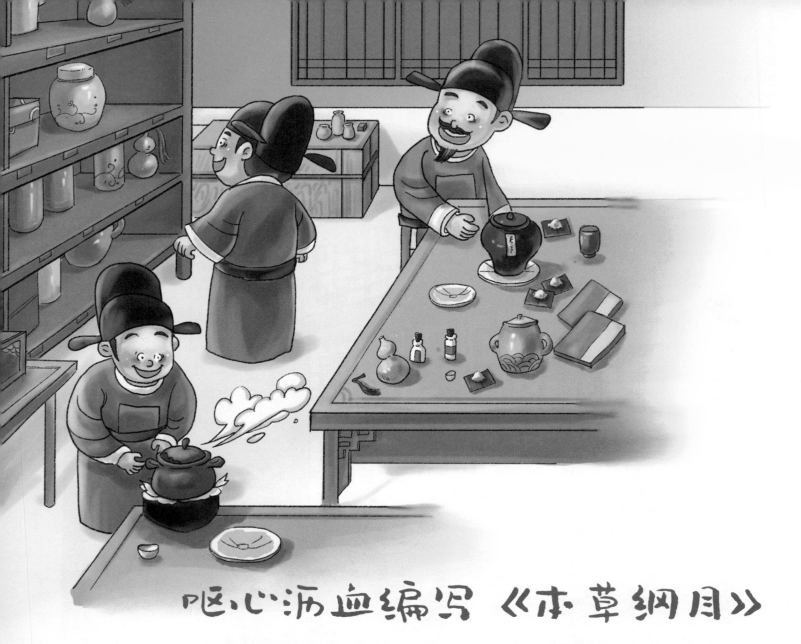

呕心沥血编写《本草纲目》

　　太医院有全国最全的医书，还有数不尽的珍贵药材，这让李时珍欣喜若狂。他犹如进入了一座巨大的宝库，每日废寝忘食地查看医书、做笔记，吸取着宝库中的"营养"。然而，当李时珍提出修书的请求时，当时的皇帝并不重视，加上他看不惯官场的黑暗，便选择了辞职，回到了家乡，继续在民间治病救人。

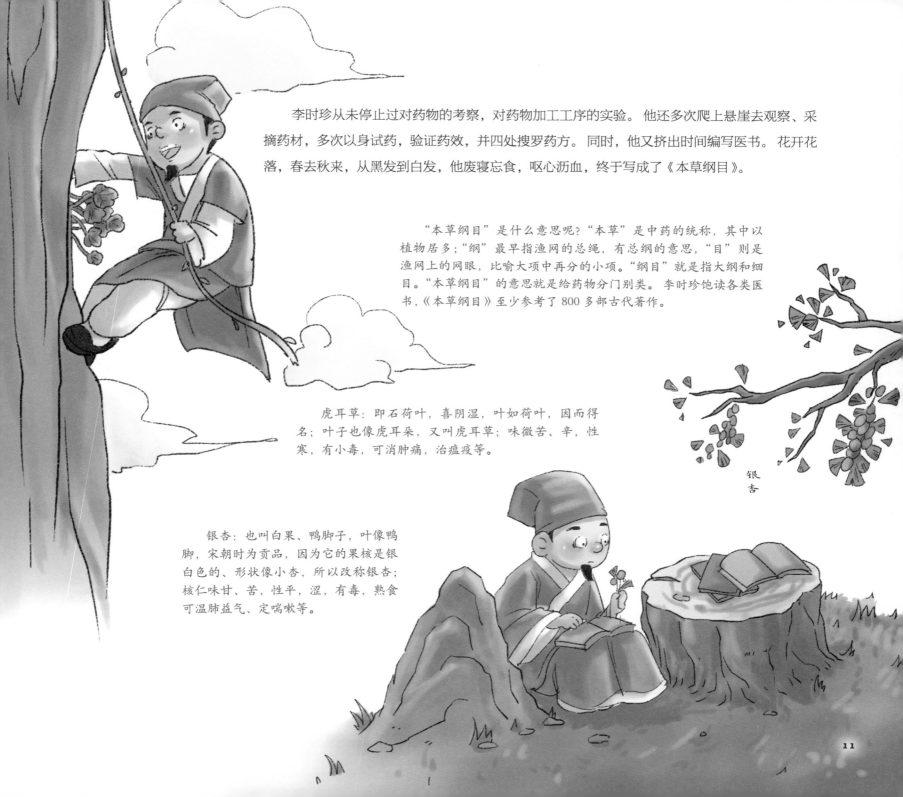

李时珍从未停止过对药物的考察，对药物加工工序的实验。他还多次爬上悬崖去观察、采摘药材，多次以身试药，验证药效，并四处搜罗药方。同时，他又挤出时间编写医书。花开花落，春去秋来，从黑发到白发，他废寝忘食，呕心沥血，终于写成了《本草纲目》。

"本草纲目"是什么意思呢？"本草"是中药的统称，其中以植物居多；"纲"最早指渔网的总绳，有总纲的意思，"目"则是渔网上的网眼，比喻大项中再分的小项。"纲目"就是指大纲和细目。"本草纲目"的意思就是给药物分门别类。李时珍饱读各类医书，《本草纲目》至少参考了800多部古代著作。

虎耳草：即石荷叶，喜阴湿，叶如荷叶，因而得名；叶子也像虎耳朵，又叫虎耳草；味微苦、辛，性寒，有小毒，可消肿痛，治瘟疫等。

银杏

银杏：也叫白果、鸭脚子，叶像鸭脚，宋朝时为贡品，因为它的果核是银白色的、形状像小杏，所以改称银杏；核仁味甘、苦，性平，涩，有毒，熟食可温肺益气、定喘嗽等。

坎坷的出版之路

《本草纲目》完成后，却无法刻印出版，出版商觉得书太厚了，也过于专业。李时珍无可奈何，只好请名人写序，这才有出版商同意印刷了。不过，全书 190 多万字，三年还没有印完，垂垂老矣的李时珍却与世长辞了，他最终没能看到这本书问世。李时珍之子没有放弃，几经努力，总算迎来了《本草纲目》的问世。

《本草纲目》是一部本草学巨著，一部中药学专书，内容涉及植物学、动物学、矿物学、物理学、化学、农学等领域。全书以"序例""主治"开端，然后细分 16 部，有水部、火部、土部、金石部、草部、谷部、菜部、果部、木部、服器部、虫部、鳞部、介部、禽部、兽部、人部，卷帙浩繁，丰富严谨，非常方便检索。

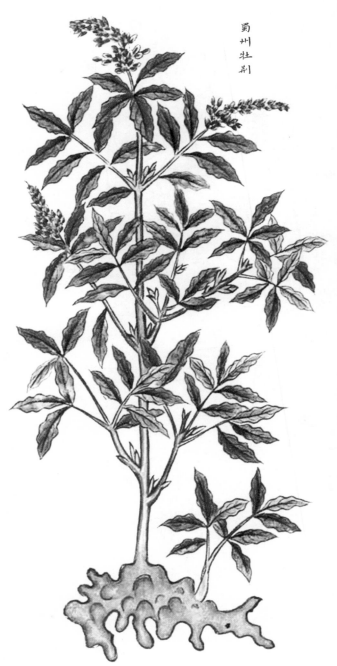

蜀州牡荆

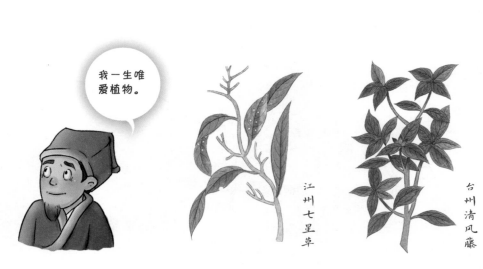

我一生唯爱植物。

江州七星草

台州清风藤

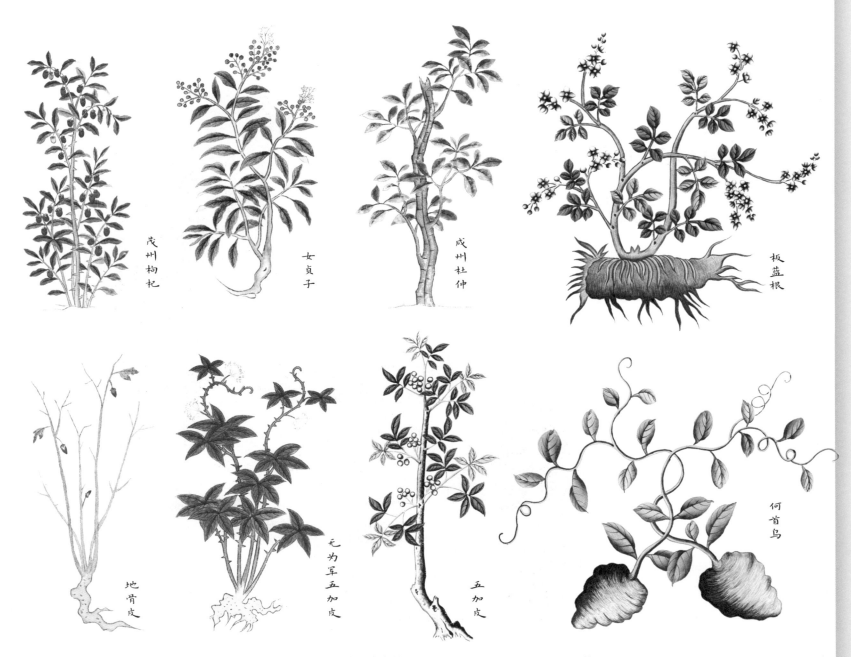

戌州枸杞

女贞子

成州杜仲

板蓝根

地骨皮

无为军五加皮

五加皮

何首乌

注：本书植物图均为古人所绘，因古人所处时期、地域、文化风俗、绘画技法不同，
同一种植物或有不同形貌。以下不一一标注。

阴阳到底是怎么回事儿

很早很早以前，人们认为，阳气积攒形成了天，阴气积攒形成了地；阳是躁的，阴是静的；阴阳平衡、互相作用，使万物正常生长。如果阴阳的平衡被打破，或者阴多，或者阳多，那么，就会不正常。人体也是如此，中医便以阴阳学说为核心，把调节阴阳平衡作为治病救人的法则。

古人用阴阳来认识世界，理解某些对立的事物、现象，如，火为阳，水为阴；物体的上方为阳，下方为阴；白天为阳，夜晚为阴。有一点很有趣，阴和阳是相对的，阴或阳中还能分出更小的阴阳，比如，白天相对于夜晚是阳，夜晚相对于白天是阴，白天的上午相对于下午，就是阳中的阳，白天的下午相对于上午，就是阳中的阴。阴阳还可以互相转化。如，水相对于蒸汽为阴，蒸汽相对于水为阳；水受热后，变成蒸汽，就从阴转化为了阳，反之，蒸汽过冷后，变成水，就从阳转化成了阴。

"五味""四气"是指什么

如果生了病，治疗时，就要用药了。药有"五味"，酸、苦、甘、辛、咸，既指味道，也指性能。

一种药物可以有多种味，比如五味子，"五味"俱全，算是一药多味的"明星"了。

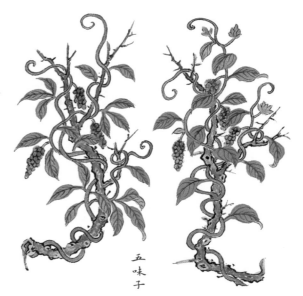

五味子

每一种药的药性不同，大致分为寒、凉、温、热，叫"四气"。吃下药后，酸先入肝，入肝为温；苦先入心，入心为热；辛先入肺，入肺为清；咸先入肾，入肾为寒；甘先入脾，入脾为至阴而"四气"兼之。其中，寒与凉，为不同程度的阴；温与热，为不同程度的阳。

阳盛时，阴就弱，要用寒凉的药来克制；阴盛时，阳就弱，要用温热的药来补。菊花、金银花是寒凉药的"代言人"，适合夏天清热解毒；犀角则是动物类寒凉药里"身份"最"高贵"的，这也导致了过度捕猎。当今，已经禁止用犀角入药，可用水牛角代替。

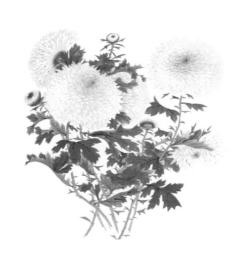

菊花

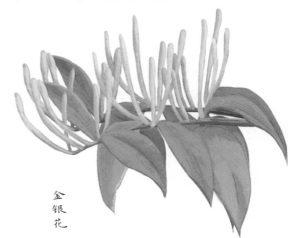

金银花

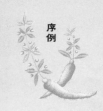

神秘的 "六淫"

什么是"六淫"呢？它就是指风、寒、暑、湿、燥、火六种邪气。这六气，和环境有关。风，地面被吹动；寒，地面开裂；暑，地面发热；湿，地面泥泞；燥，地面发干；火，地面干涸。人体也是这样，一旦六气不均，或被过度侵袭，就会生病。

古人认为"六淫"是不正之气，所以，又叫"六邪"。如果一个人生了病，浑身战栗，缩成一团，和受寒时的感觉很像，就叫"寒邪"。一般情况下，"六气"可以和人"友好"相处，但是，当六气太过、不足或环境气候变化较快时，如果人体不能迅速适应，邪气入侵，就会生病。所以，大人总是告诉小孩，大风天出门要多穿衣服，免得遭遇"邪风"。

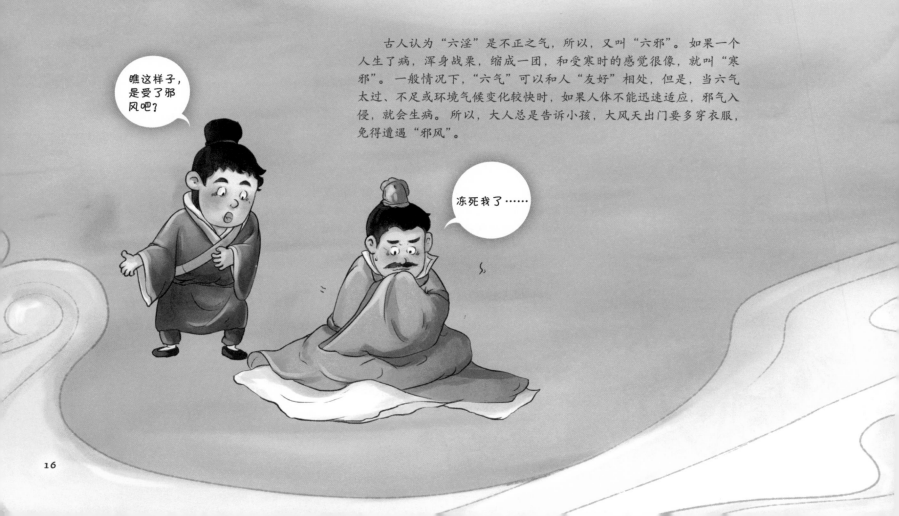

16

还有一些原因能导致人生病，比如饮食、情志、劳逸等。吃太多了，会让脏器有负担；吃太少了，又营养不足；吃得杂乱了，也会引发疾病。情志可以理解为情绪，过度欢喜，或者过度悲痛，都会伤到身体。劳逸则是指过度劳累、过度安逸，都是对阴阳平衡的破坏，容易使身体吃不消。

还有一些另外的原因，也能使人病倒，比如被狗咬伤等。

课本中有一个历史故事叫"范进中举"，讲述范进科考多年，最终中了举人，因过度高兴，一时疯掉了，这就是情志导致的疾病。

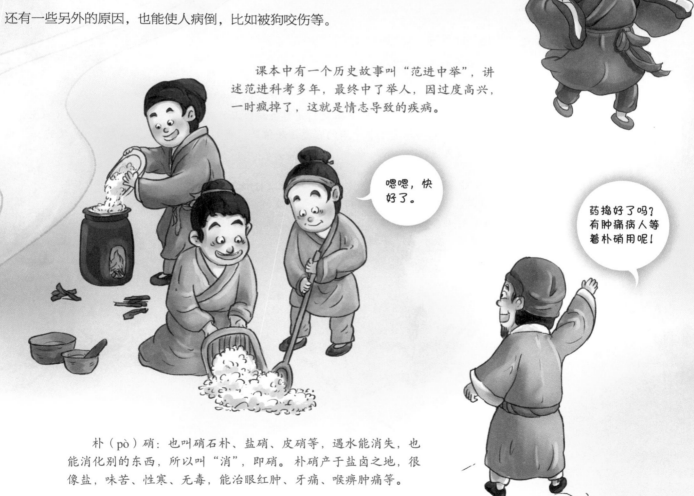

嗯嗯，快好了。

药捣好了吗？有肿痛病人等着朴硝用呢！

朴（pò）硝：也叫硝石朴、盐硝、皮硝等，遇水能消失，也能消化别的东西，所以叫"消"，即硝。朴硝产于盐卤之地，很像盐，味苦、性寒、无毒，能治眼红肿、牙痛、喉痹肿痛等。

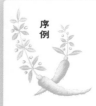

有"个性"的药

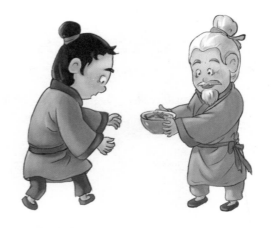

　　医生开药方时，药方上经常有好几种药，这些药要"团结协作"，发挥出"团队"的力量，并减弱毒性、烈性，这就是"配伍"。不过，有的药十分有"个性"，搭配在一个"队伍"里会有不一样的反应。

　　药方宛如一个小型"王国"：有的药是起决断作用的君主，为君药；有的药是辅佐君王起作用的臣子，为臣药；有的药是处理小事的官吏，为佐药；有的药是负责协调的使者，为使药……这就是中医里的"君臣佐使"。

　　东汉名医张仲景发明了麻黄汤，由麻黄、桂枝、杏仁、炙甘草组成。其中，麻黄为君药，"主管"发汗、平喘；桂枝是臣药，协助麻黄发挥作用；杏仁为佐药，兼顾其他病症；炙甘草为使药，能和缓"搭档"们的副作用。

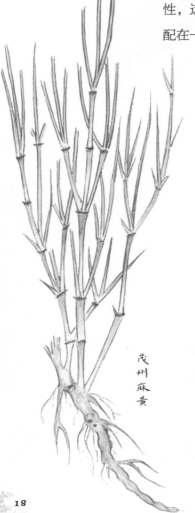

茂州麻黄

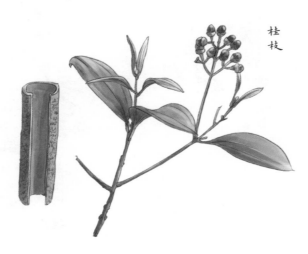

桂枝

甘草

　　有的药很"孤独"，它们在入药时没有伙伴，被单独入药，这叫"单行"。

　　独参汤就是人参单独入药，有滋补的作用。

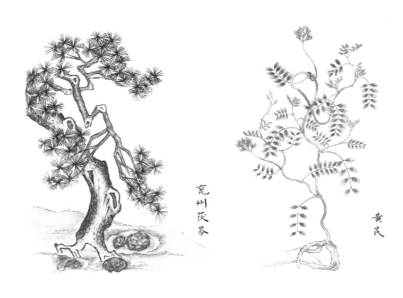

兖州茯苓

黄芪

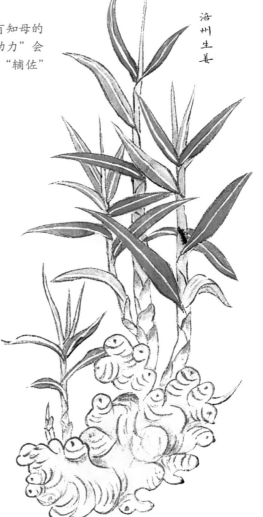

涪州生姜

有些药不喜欢"孤独"，愿意和伙伴们一同入药，获得"助力"，以便更好地发挥药效，这叫"相须""相使"。

石膏入药后，若有知母的配合，清热泻火的"功力"会增强；黄芪在茯苓的"辅佐"下，作用也能增加。

有时候，当某两种药相遇时，就像老鼠遇到了猫，其中一种的毒副作用会被另一种压制，这就是"相畏""相杀"。

有的药有毒，需要其他药来压制毒性，比如生姜和半夏这对"天敌"。当半夏遇到生姜时，半夏的毒性会被生姜压制或消除，这就是生姜"杀"半夏。

有一些药材是"相看两相厌"，一旦凑在一起就容易出现矛盾，会让药效大打折扣，这就是"相恶"。

生姜和黄芩就"不对付"，如果把它们搭配入药，生姜的作用会被黄芩削弱。

半夏

有一些药凑在一起，会水火不容，不仅不能治病，还会增加药的毒性，这就是"相反"。"相反"的配伍是下药开方的禁区。

甘草和甘遂就是一对"相反"的药，一起入药会伤害到身体。

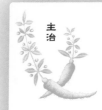
百病依靠药

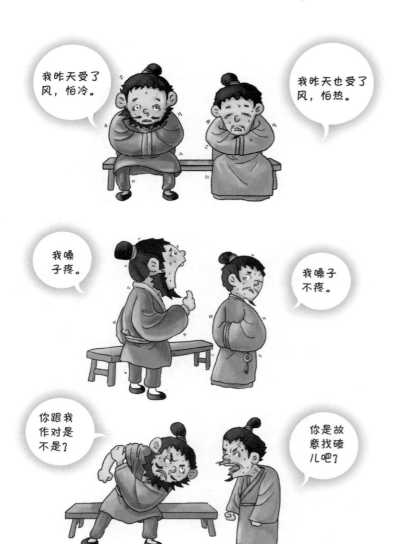

人类自从诞生起，就与疾病如影随形。人会得上哪些疾病呢？如癫痫、瘟疫、反胃、呕吐、黄疸、脚气、转筋、咳嗽、健忘、不眠、小便血、心腹痛、腰痛等，数不胜数。治疗这些疾病都有对应的药，但不同的病也会用到同一种药材。比如薄荷，治癫痫用它，治疟疾用它，治霍乱用它，治头痛用它，治眼睛用它，治喉咙等也用它，可谓"小薄荷、大身手"。

《本草纲目》中列出了100多种疾病，并列出治疗所用的药物，其中，薄荷赫然出现在34种疾病的药方上。这是因为同一种疾病会有不同的发展阶段，不同的疾病在发展过程中可能会有相同的症状。所以，薄荷才成了"多面手"。

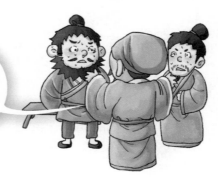

古人不知道什么是病毒，但中医已经发现，人在感冒时，症状并不都是一样的。比如，有的舌苔发黄，有的舌苔却发白，因此，感冒被分为风寒感冒、风热感冒、暑湿感冒等，医生会根据不同的症状用药。不论用什么药，事先都要对病人进行诊断，诊断的方法包括望、闻、问、切，这是由战国时的"神医"扁鹊总结出来的"四诊法"。

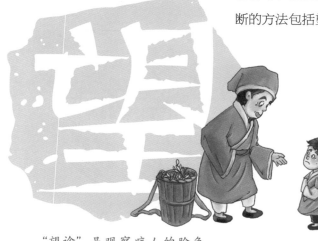

"望诊"是观察病人的脸色、舌苔等外在特征。

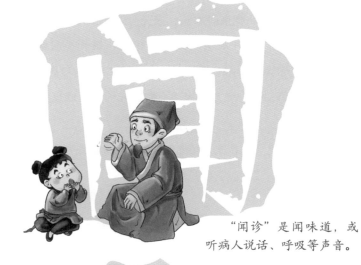

"闻诊"是闻味道，或听病人说话、呼吸等声音。

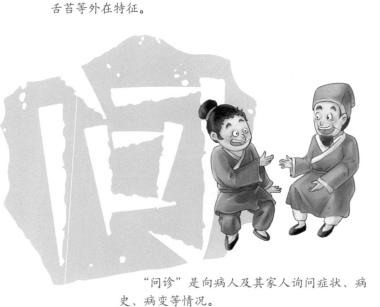

"问诊"是向病人及其家人询问症状、病史、病变等情况。

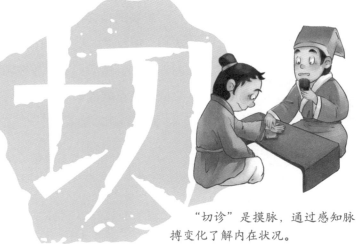

"切诊"是摸脉，通过感知脉搏变化了解内在状况。

炭火、芦火、竹火

煎煮药物时，如果鲁莽用火，掌握不好火候，就会破坏药力。炭来自木头，未充分燃烧的木头炭化，就能得到黑黑的炭。木头放久了会腐烂，炭却不会腐烂，栎木烧成的炭就很好，可以炼金石药，也可以为其他药"服务"。芦苇、枯竹火力不强，不会损失药力，适宜煎滋补药。

李时珍之所以推举炭火、芦火、竹火，是因为它们火力较稳定，现在可直接使用燃气，方便调整火力大小。

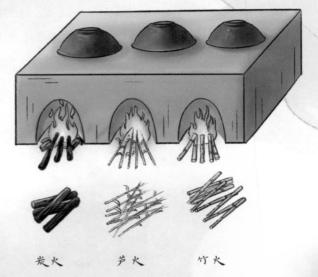

炭火　　　芦火　　　竹火

艾火

针灸时也会用火，是燃烧艾草所得火焰，称为"艾火"。可以用铜制的阳燧对着太阳，然后把艾草放在阳燧和太阳之间，艾草就能燃烧了；也可以钻木取火，还可以用蜡烛取火。

李时珍煎药不用铜、铁锅，这是因为药中所含成分会与金属离子发生反应，影响药的作用。而陶瓷砂锅则不会。

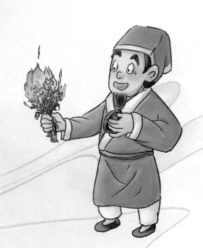

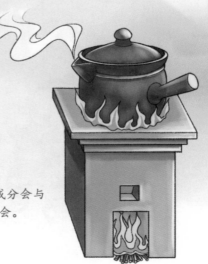

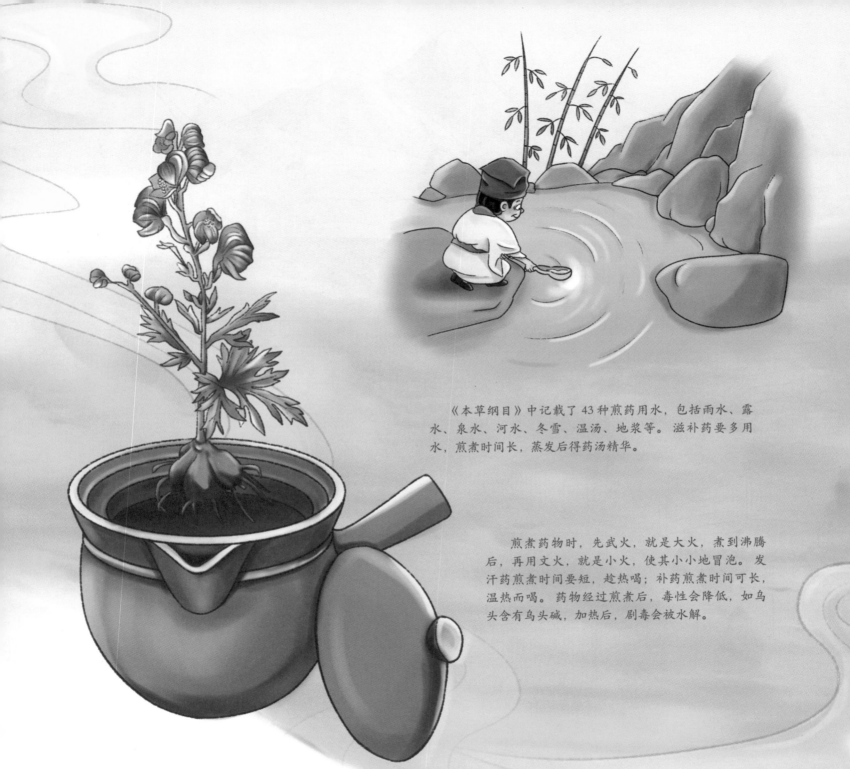

《本草纲目》中记载了43种煎药用水，包括雨水、露水、泉水、河水、冬雪、温汤、地浆等。滋补药要多用水，煎煮时间长，蒸发后得药汤精华。

煎煮药物时，先武火，就是大火，煮到沸腾后，再用文火，就是小火，使其小小地冒泡。发汗药煎煮时间要短，趁热喝；补药煎煮时间可长，温热而喝。药物经过煎煮后，毒性会降低，如乌头含有乌头碱，加热后，剧毒会被水解。

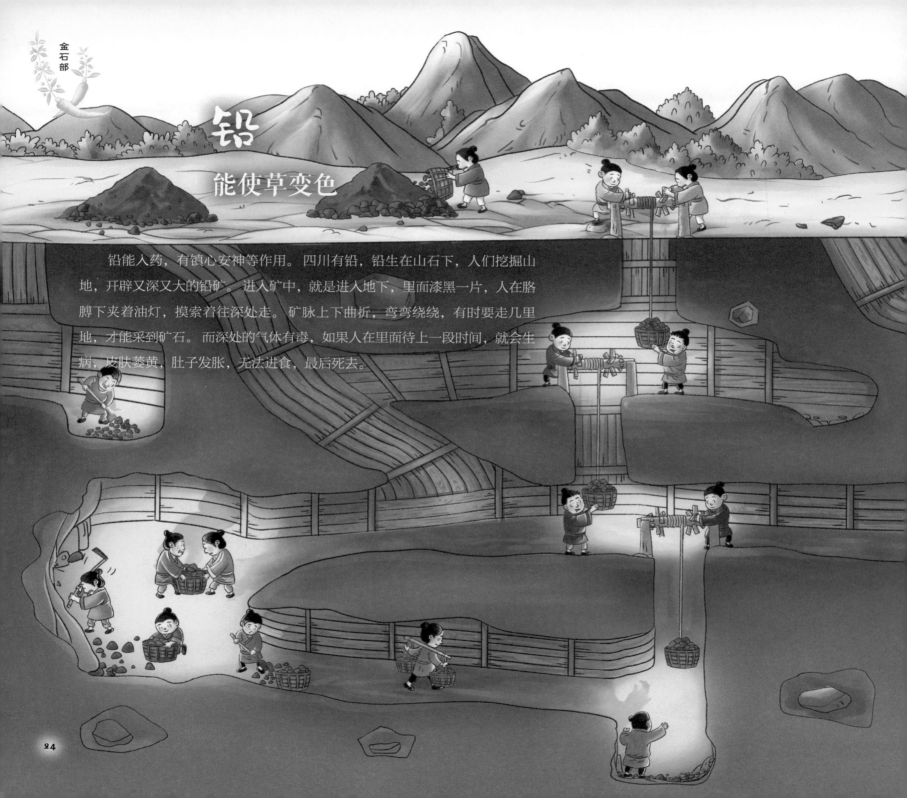

铅

能使草变色

　　铅能入药，有镇心安神等作用。四川有铅，铅生在山石下，人们挖掘山地，开辟又深又大的铅矿。进入矿中，就是进入地下，里面漆黑一片，人在胳膊下夹着油灯，摸索着往深处走。矿脉上下曲折，弯弯绕绕，有时要走几里地，才能采到矿石。而深处的气体有毒，如果人在里面待上一段时间，就会生病，皮肤萎黄，肚子发胀，无法进食，最后死去。

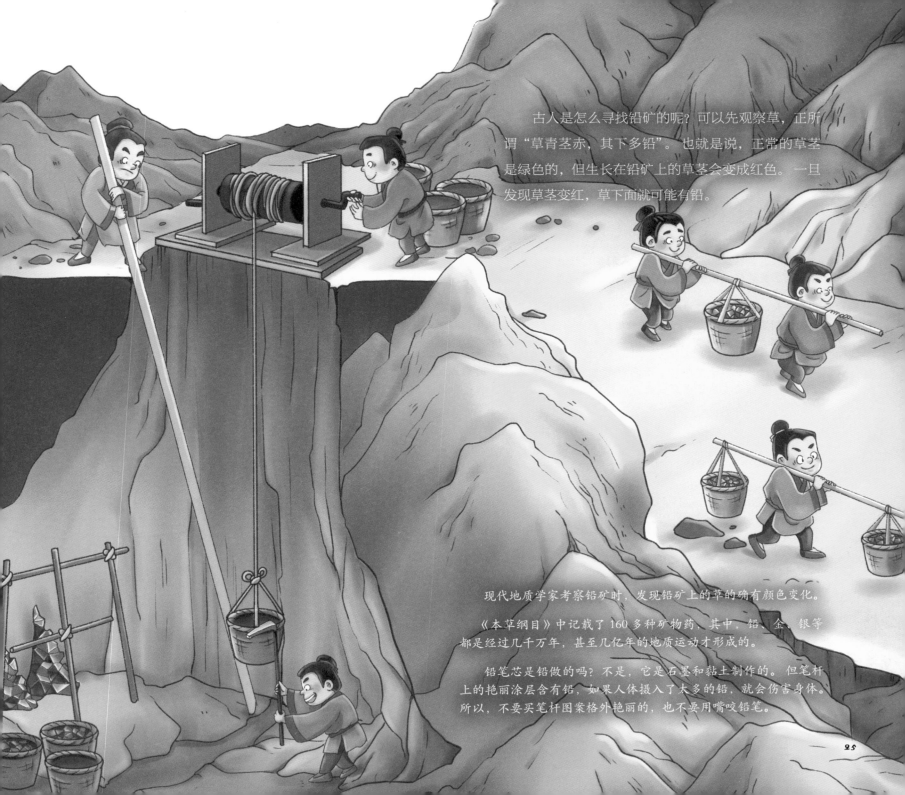

古人是怎么寻找铅矿的呢？可以先观察草，正所谓"草青茎赤，其下多铅"。也就是说，正常的草茎是绿色的，但生长在铅矿上的草茎会变成红色。一旦发现草茎变红，草下面就可能有铅。

现代地质学家考察铅矿时，发现铅矿上的草的确有颜色变化。

《本草纲目》中记载了 160 多种矿物药，其中，铅、金、银等都是经过几千万年，甚至几亿年的地质运动才形成的。

铅笔芯是铅做的吗？不是，它是石墨和黏土制作的。但笔杆上的艳丽涂层含有铅，如果人体摄入了太多的铅，就会伤害身体。所以，不要买笔杆图案格外艳丽的，也不要用嘴咬铅笔。

食盐

从海水里煮出来

盐，咸也。传说炎黄时期有个大臣，被称为宿沙氏，他带领部落成员晒、煮海水，得到了盐，一些方士把盐叫作"海砂"。后来，人们利用盐池取盐。盐是一种调料，也是一种药，有解毒、凉血、润燥、明目等作用。

古人怎么取盐呢？原始时代，人们先挖好一个池子，再把海水或盐湖里的水引入池子，让太阳晒；水分一点点蒸发，盐就结晶出来了。把盐扫到一起，就能担回家了。后来，人们用火煮盐，水蒸发没了，就剩下盐了。

今天，人们会过滤海水，把它变成纯净的盐水，再放到蒸发罐里，进行加热，等水分蒸发后就得到了白花花的盐。青藏高原海拔高，空气稀薄，气压小，烧水时温度不到100℃水就会沸腾。科学家据此把制盐装置里的空气抽走，创造低压环境，使盐很快结晶出来。

盐为什么能溶于水呢？盐是两种离子反应后，结合到一起形成的。盐溶于水时，是因为发生了电离反应，两种离子分开了；如果往水里添加很多盐，被分开的离子饱和了，盐就不能再溶解了。

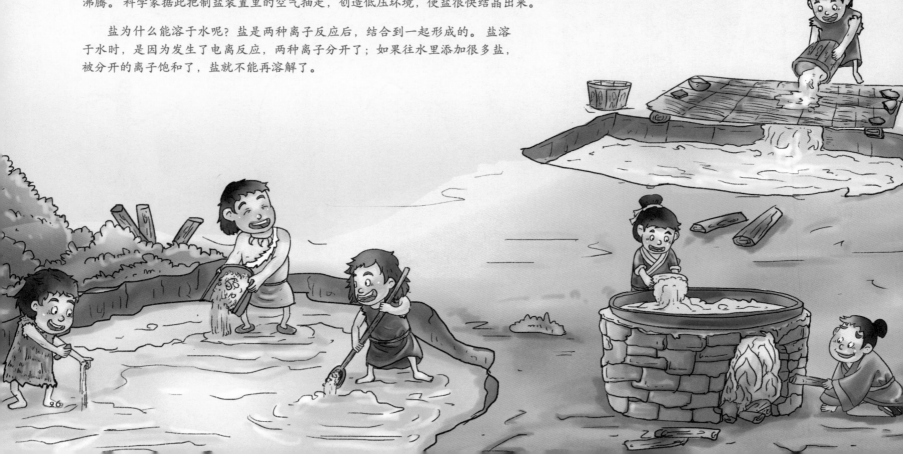

丹砂

有毒的石头

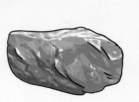

丹砂就是朱砂，也叫汞砂。为什么叫汞砂呢？因为这种天然矿石的主要成分是硫化汞，硫化汞本身是无毒的，但是天然朱砂中还夹杂着一些有毒的杂质。也正因此，天然朱砂是有毒的。有毒的石头怎么能治病呢？朱砂的确能治病，它味甘，性寒，能治疗惊痫、疟疾等病，还能解痘毒。只不过，在入药之前，先要解除朱砂的毒。为朱砂解毒，要用水飞法。因为朱砂用火加热后会产生大量有毒的水银，可致人死亡，所以不能在锅里炒石头、煮石头、蒸石头。只能把朱砂粉碎，加水研磨成糊；再加水，进行搅拌，这时，大颗粒就下沉了；再研磨这些大颗粒……如此反复操作，直到所有的朱砂都成了细末，就把杂质去掉，倒掉水，进行干燥；最后，磨成极细极细的粉末，毒性杂质就被过滤掉了。

古人用丹砂制作长生不老的丹药。李时珍指出，长时间吃丹药会死人，因为朱砂在炼制过程中会产生大量汞，长期服用，在体内积累，会造成汞中毒，灵丹妙药只存在于神话故事中。

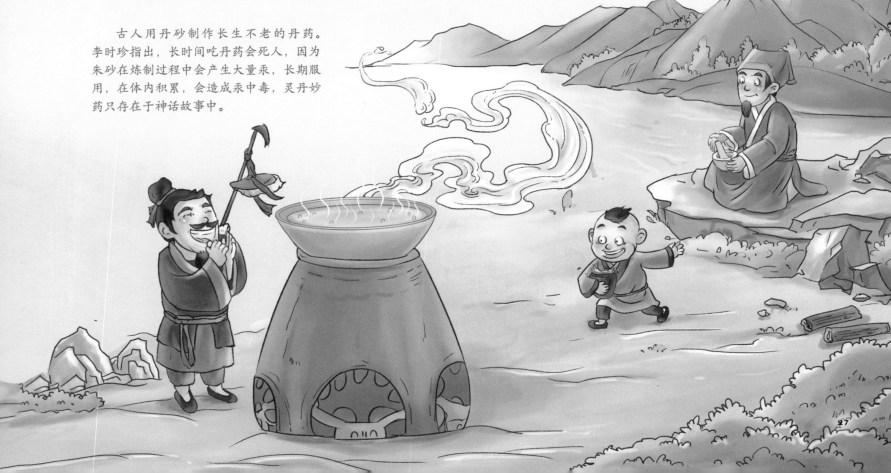

水银

如水似银

朱砂能提炼出水银，水银是流动的样子，看着很美，"如水似银"，所以被称为"水银"。水银是用朱砂火煅制的，有毒，性辛寒。但它也是一种药。它可以制成汞粉，这种粉轻盈，其白如雪，能杀疮疥虫癣。

明代之前，古人已经发明出 70 多种剂型。水银散粉是一种散剂。北宋时，朝廷开办了太医局熟药所，制作和出售丸、散、膏、丹、酒等药剂。其中的散剂，还有痱子粉。

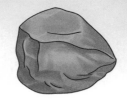

雄黄

杀虫"大师"

雄黄也来自大自然，山里有，溪水里也有，最好是冬天开采。这是非常辛苦的活儿，需要凿开山石，挖几丈深，才能采到。有的雄黄红如鸡冠子，有的雄黄大如胡桃，有的小如豆粒、米粒。这种矿石能杀虫、化瘀，治惊痫。

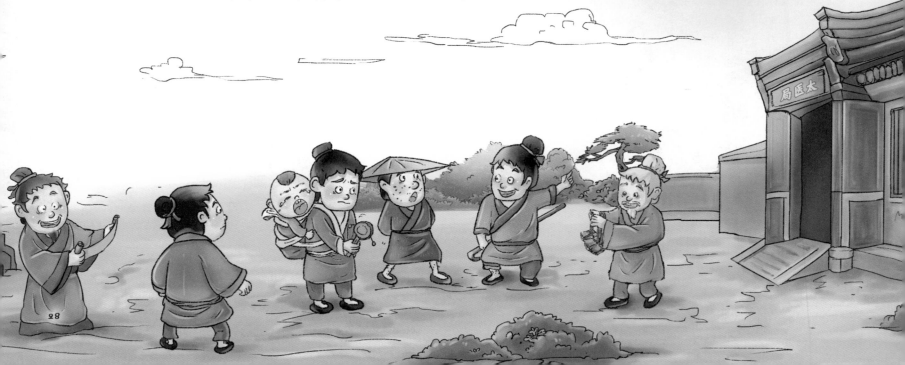

石膏

大寒如水的寒水石

听说过寒水石吗？其实就是石膏，纹理细密，大寒如水，所以得名寒水石。石膏能治疗发热恶寒、大渴、中暑、牙痛等症。有趣的是，它因为性寒收敛，还能使豆浆变成豆腐。

石膏入药用煅法，直接放到火上烧。以前，有人先把它打碎，大小如豆粒，然后用绢布包裹，在热水里煮。后来，人们因为它性寒，用火烧过再用，或者捣成粉末，用糖炒过再用，避免伤到脾胃。

石膏含有结晶水，火烧后，高温会使结晶水变成水蒸气，成分变成无水硫酸钙，变得疏松，容易成粉末。

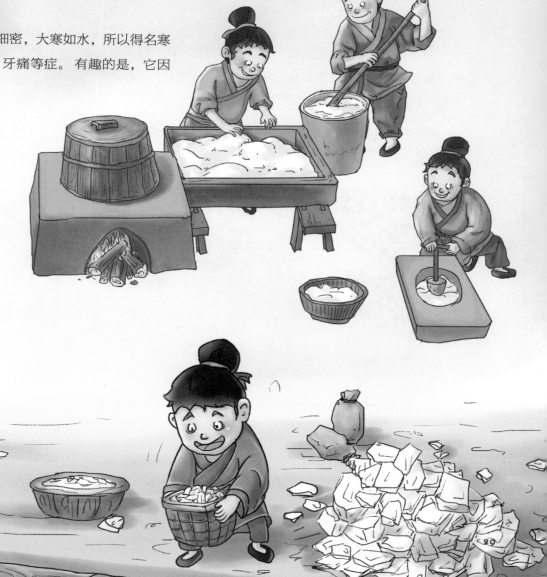

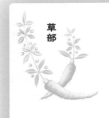

甘草

甜蜜的"国老"

药草界有一位"国老"，有调和众药的功效，它就是甘草。甘草能到很多药方中出任"主角"或"配角"，堪称最"繁忙"的药草，被誉为"十方九草"。

甘草根茎较粗，叶端尖尖，夏天开紫色的小花，秋天时挂满小镰刀一样的豆荚，里面是它的种子。甘草喜欢扎根在干旱之地，根的味道甜甜的。

甘草是豆科、甘草属草本。《本草纲目》中认为，甘草能解百药毒，它的成分会与毒性物质发生反应，从而解毒。

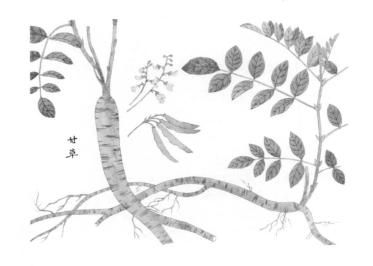

甘草

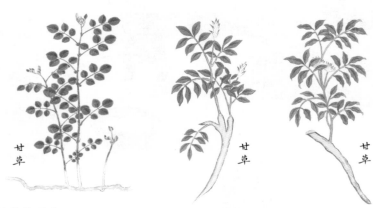

甘草

甘草

甘草

甘草的秘密

很久以前，一个小山村里住着一位郎中。有一次，他外出治病，恰巧家里来了几个病人。他的妻子平日见他总是让病人服用药草，便拿起灶前的一些草棍尝了尝，发现味道很甜，便把这些草棍切成小片，分给了病人。不久，两位痊愈的病人前来感谢郎中治好了他们的病。郎中有些迷惑，他的妻子便把之前的事告诉了他。郎中赶紧询问两位病人的病情，得知他们分别是咽喉肿痛、中毒。此后，郎中再遇到这样的疾病，都用"草棍"来医治。由于草棍很甘甜，便把它称为甘草。

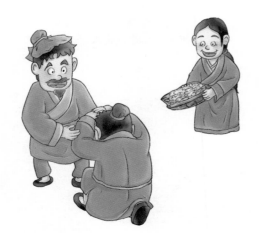

黄耆
补气之王

黄耆的"黄"指的是黄色，"耆"指的是"年长、长者"，因为黄耆是黄色的，又是补药界中的"长者"，所以叫"黄耆"，又被誉为"补药之长"。"黄耆"叫久了，演变成了黄芪。

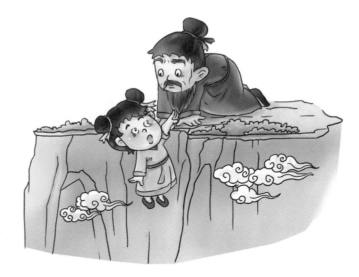

黄耆的名字

相传很早以前，一个叫戴糁的老中医救人无数，深受百姓爱戴，因他面色发黄，被尊称为"黄耆"，意同"黄老"。后来，他为了救一个坠崖的孩子不幸离世，人们为了纪念他，把他墓旁的一种草药也称为"黄耆"。

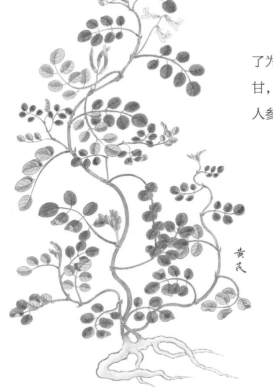

黄芪

黄芪生长在山谷中，采来黄芪后，可以把它捶扁，再用蜂蜜水涂抹，炙烤几次，直到熟了为止，这是炙黄芪；也可以用盐汤把黄芪湿润浸透，再蒸熟，就能切开入药了。黄芪味甘，微温，无毒，能治痈疽，为"补气之王"。据说有一种保元汤，就是用炙黄芪、炙甘草、人参、生姜等制成的，喝了之后，皮肤润泽有光，娇嫩如玉。

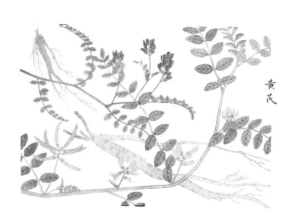

黄芪

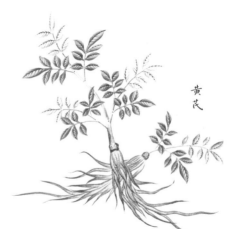

黄芪

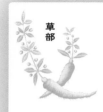

修治

怎么加工药物

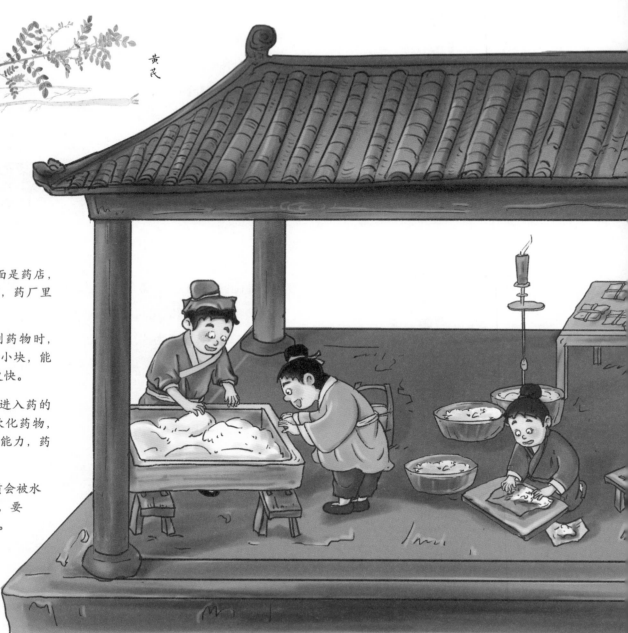

黄芪

　　李时珍在写甘草、黄芪时，提到了加工方法，当时叫"修治"，今天叫"炮制"。炮制就相当于买菜和吃菜之间还需要炒菜这个环节。

　　古代的药铺大多是这样的：前面是药店，后面是药厂，医生坐在药店里看病，药厂里则炮制药物。

　　就像做菜先要切菜一样，炮制药物时，也要切药。把药切成小丁、小片、小块，能让药用物质更多地溶出，也能熟得更快。

　　古人大多用水煎煮药物，让水进入药的内部，溶解出有效成分。水还能软化药物，便于切制。由于水有溶解和分解的能力，药物的毒性也会被减弱，甚至消失。

　　有的药易溶于水，导致药用物质会被水带走，降低药效，因此，在洗药时，要严格控制清洗的时间，用水的多少。洗药可以浸，可以泡，可以漂。浸药时，只能用一点点水；泡药时，要多一点水；漂药时，要让水晃动、振荡。

切药、洗药后，就要把药变熟了，这就需要依靠火了。利用火，可以通过炒、炙、煅、炮、炼等方式炮制药物。炒就像炒菜一样，炙就是炙烤，煅就是放在火里烧，炮就是把生药放在热铁锅里炒到焦黄爆裂，炼就是加热炼烧……这些方式能使药变干，变松脆、焦黄或炭化，改变成分，以便治疗不同的病。

李时珍写的炙甘草、炙黄芪，用的就是炙法。有一种叫马钱子的种子，能治疗风湿疼痛等病，炮制它时也要炙。马钱子含有剧毒的番木鳖碱、马钱子碱，把它放在炒热的沙子中烫——这叫砂炙，能使毒素在高温下转化，变成无毒的物质。

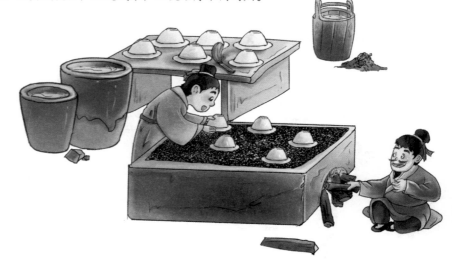

无论是用水、用火，无论是煎煮、热蒸，都能降低药物毒性。古人还发明增加药效的方法，就是给药加调料。盐、醋、姜、酒、蜂蜜等这些厨房中常用的调料，都被中医用到了炮制药物上。比如，在煮延胡索的块茎时，加入酸醋，能促进药用物质溶出，提升止痛活血等效果。再比如，虎耳草科植物常山的根能治疟疾，但含有常山碱，吃了会呕吐，古人便用酒、醋炮制，减少了常山碱的含量，病人服用后就不再呕吐了。

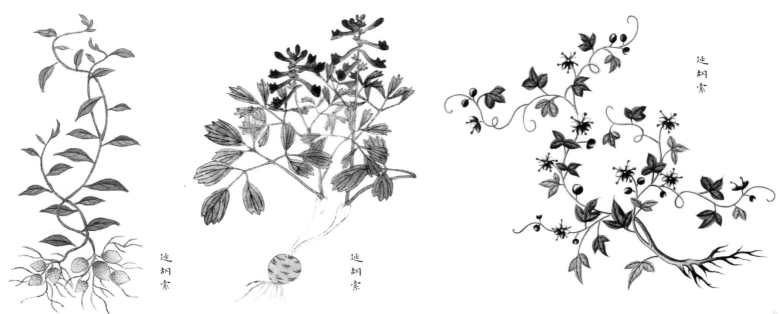

延胡索

延胡索

延胡索

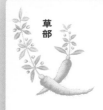

人参
百草之王

东北有一种草药，有"百草之王"的美誉，堪称草中"贵族"，它就是人参。由于它的根似人形，十分有神，所以，有人还叫它"神草"。还有人认为它得了土地的精华，又叫它"土精""地精"。

传说，隋朝时，在上党（今山西省长治市），有人每夜都能听到宅子后面有呼叫声，循声去寻找，却不见人影。一直找到离宅子一里左右的地方，突然发现一株枝叶异常的人参，挖了五尺深，得到一个人参，和人一样有四肢。后来，呼叫声就消失了。

人参味甘，性微寒，能补五脏、安精神、通血脉等，对人体有滋补作用。不过，煮过再晒干的人参是没有药效的。

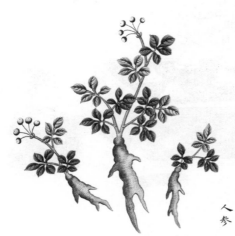

人参

人参是五加科、人参属多年生草本植物，高 60 厘米左右，开淡黄绿色小花，结红色小浆果。人参中含有人参皂苷，能调节人的中枢神经系统，可强心，抗疲劳，调节代谢。

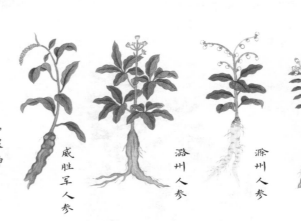

威胜军人参　潞州人参　滁州人参　兖州人参

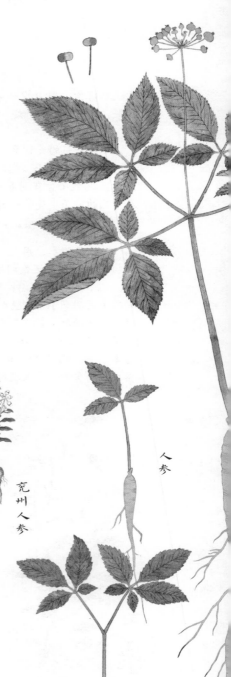

人参

大雪中的人参

从前有一对兄弟以打猎为生。一个冬天，兄弟俩带着干粮、弓箭，上山打猎去。他们捕获了很多猎物。一天傍晚，狂风呼啸，忽下暴雪。大雪下了两天两夜，他们被困在山里，只能在一个树木茂密的山窝中躲避风雪。过了几天，干粮已经吃光了，没有东西可吃，而暴雪还未停。后来他们在山窝附近发现一种植物，拔出来一看，这东西的根是人形。弟弟好奇地咬了一口，感觉味道甜甜的，于是两人就在周围寻找这种植物充饥。又过了几天，雪终于融化了，兄弟俩带着吃剩的植物下山。人们好奇他们是怎么活下来的，他们就拿出这种植物给大家看。弟弟说："看，它长得多像人……"后来，人们传来传去，就把这种植物叫"人参"了。

黄精

仙人的余粮

黄精是什么植物呢？古代医书认为，它和钩吻很像，很多人信以为真，有时会把钩吻当成黄精吃下，不小心就会闹出人命。其实，只要认真辨别，就会发现，黄精和钩吻长得并不像，而且，钩吻是生长在南方的木质藤本植物，像葡萄藤一样四处攀缘，一年四季都是绿色，含有毒素；黄精则是南北皆有的草本植物，入冬后就渐渐枯萎了。

黄精在2000多年前就为人们服务了。古人叫它"仙人余粮"，也有人叫它"黄芝"，意思是它像灵芝一样得到了土地的精华。还有人叫它"救穷草"，因为它曾有过救济饥荒的功劳；也叫它"野生姜""垂珠"，因为它的根很像嫩姜，它的种子很像珠子；还叫它"鹿竹""菟竹"，因为它的叶子很像竹叶，是小鹿和小兔子喜欢吃的美食。黄精根茎可以入药。根茎的样子很像鸡头，被称为"鸡头参"，有补气养阴等作用。但是，黄精含有黏液质，有刺激性，生吃会"刺人咽喉"，皮肤接触到也会瘙痒，需要九蒸九晒后，使黏液质分解，才能吃。

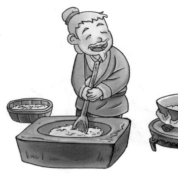
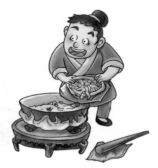

黄精是百合科、黄精属植物，是草本中为数不多可以和人参争锋的选手，有"北人参，南黄精"的说法。

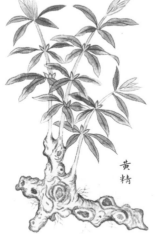
黄精

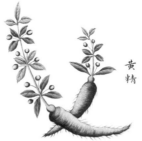
黄精

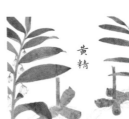
黄精

黄精

"黄鸡"的根

东汉医学家华佗有一天采药时，看见两个壮汉正追赶一个小姑娘，壮汉无论怎么用力跑，都追不上小姑娘。后来小姑娘告诉华佗，自己能跑这么快，是因为一直吃"黄鸡"的根。小姑娘带华佗去看这种植物。华佗挖出这种植物的根后，发现它确实长得有点像鸡头，后来给它取名为"黄精"。

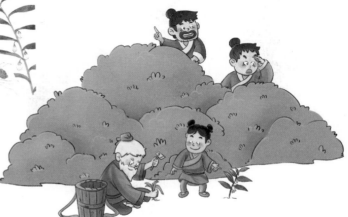

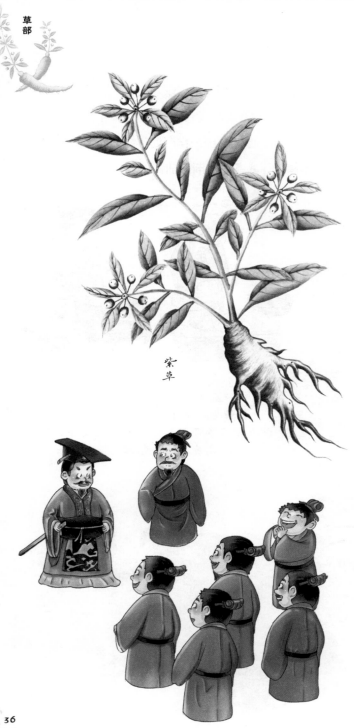

紫草

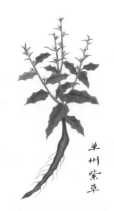

单州紫草

紫草
一身华贵的草

　　紫草，紫色的草，一个美丽的名字。它也叫紫丹、紫芙，花和根都是紫色的，显得一身"华贵"。因乌鸦经常啄食它，又叫鸦衔草。紫草味甘、咸，但性寒，可以活血凉血，治疗腹部胀痛等。最受人喜爱的是，紫草还可以染紫色，染布可以赚钱，因此，古时很多人家都会种植紫草。种植时，可以三月刨垄、撒种，九月时就成熟了。

　　紫草为紫草科、紫草属，多年生草本植物，高40~90厘米，根含紫色物质。古人从紫草根中萃取染料后，需要反复漂染十几次才能着色，所以，紫衣十分贵重。

齐桓公服紫

　　春秋时期，齐桓公喜欢"服紫"，就是穿紫色衣服，都城的人都跟着穿紫衣，引起了奢靡的风气。国相管仲对齐桓公说："如果想制止这种风气，国君可以不穿紫衣，可以对众人说，自己厌恶紫衣的气味。"齐桓公照做了，很快，就再也没有穿紫衣的风气了。

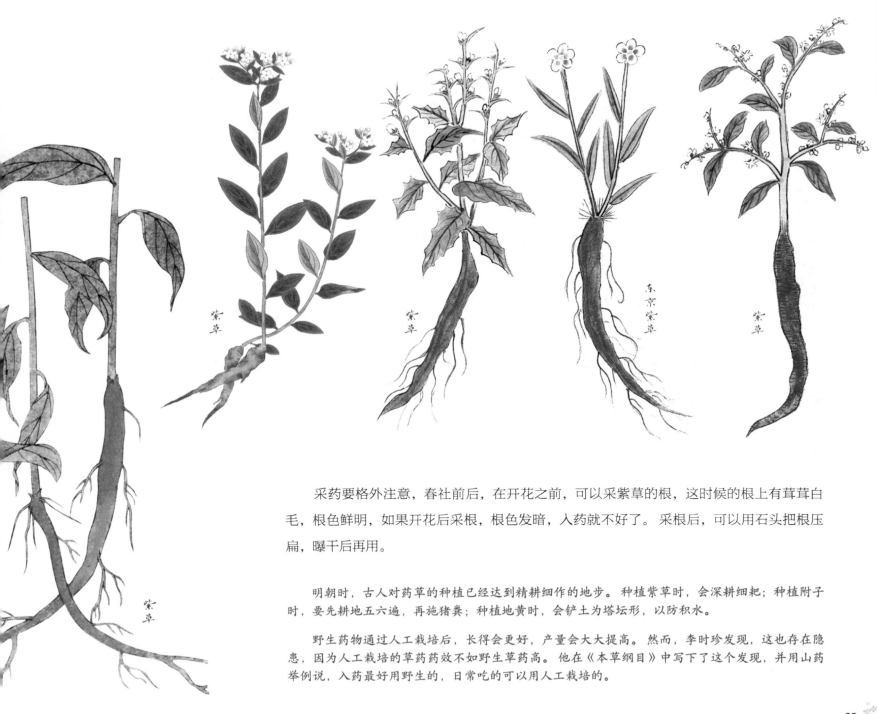

紫草

紫草

紫草

东京紫草

紫草

采药要格外注意，春社前后，在开花之前，可以采紫草的根，这时候的根上有茸茸白毛，根色鲜明，如果开花后采根，根色发暗，入药就不好了。采根后，可以用石头把根压扁，曝干后再用。

明朝时，古人对药草的种植已经达到精耕细作的地步。种植紫草时，会深耕细耙；种植附子时，要先耕地五六遍，再施猪粪；种植地黄时，会铲土为塔坛形，以防积水。

野生药物通过人工栽培后，长得会更好，产量会大大提高。然而，李时珍发现，这也存在隐患，因为人工栽培的草药药效不如野生草药高。他在《本草纲目》中写下了这个发现，并用山药举例说，入药最好用野生的，日常吃的可以用人工栽培的。

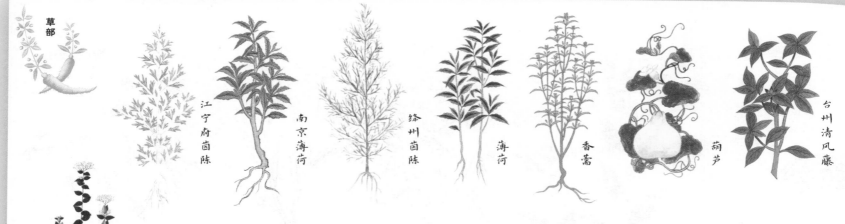

草部

江宁府茵陈

南京薄荷

绛州茵陈

薄荷

香薷

葫芦

台州清风藤

薄荷

无为军五加皮

采药的秘密

采药这件事，看起来很简单，其实大有学问。李时珍指出，紫草的花、根要分不同的季节去采，否则就会影响药效。其他草药也是如此。

金银花就是忍冬，也叫金银藤，这是因为它初开时为银光流转的白色，后来变成金灿灿的黄色，所以叫"金银花"；又因为它一蒂二花，两条花蕊伸出来，成双成对，形影不离，又被称为"鸳鸯藤"。李时珍说，如果想用它的花入药，最好在四月采花，这时候正是花蕾含苞时，质量比盛开的花朵要好；清晨时采摘，也要比其他时候采摘好，可以保持它的新鲜度，更好地发挥清热解毒功效。

茵陈是一种蒿子，菊科植物，半灌木状，一靠近就能闻到浓烈的香气，含有维生素、多种微量元素和二十多种氨基酸，嫩时能吃，也能入药。李时珍指出，茵陈要在三月采，这时候它还很嫩，四月后长成蒿草，五六月份就只能当柴烧了。

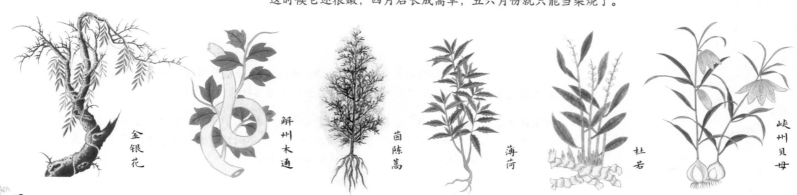

金银花

解州木通

茵陈蒿

薄荷

杜若

峡州贝母

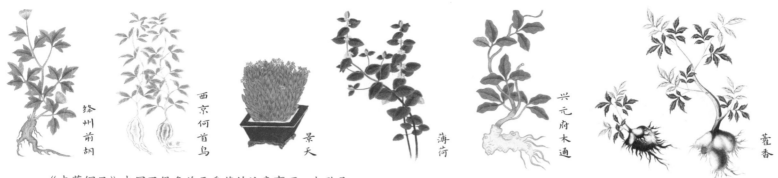

绛州前胡　西京何首乌　景天　薄荷　兴元府木通　藿香

《本草纲目》中写了很多关于采药的注意事项，大致是：

以花朵入药的，可在开花时采。以果实入药的，可在结果时采。以根入药的，可在二月和八月春秋两季采。一旦过了阳春三月，新芽长成，会抢夺根部的营养，使根的质量下降；七月也不能采根，因为这时候营养还没有回流到根部。以全草和叶子入药的，可在植物茂盛但还没有开花时采，因为开花会消耗养分，影响草药品质。以皮入药的，可在春夏时节采，因为此时植物体内的浆液最为充沛，皮也容易剥离。

草药采摘回来后，还要帮助它们"出汗"，从湿变干，以便长时间保存。否则，微生物有了水分就会活跃，吞噬养分，释放有毒物质，使草药发霉变质、腐烂。

"出汗"的方法就是晾晒等干燥法。阳光中的紫外线能杀菌，既简单，又不需要花费。干燥后，植物细胞会变形、破裂、分离，等到煎煮入药时，水分就很容易进入细胞，把药用物质溶解出来。

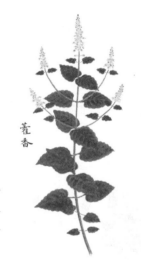

藿香

也有一些草药不适合日晒干燥法，因为它们天生"见不得光"，比如藿香等植物。藿香又叫山茴香，是唇形科植物，能清热解毒。从藿香中提炼出的藿香油是一种挥发油，在日晒时会随着水蒸气蒸发出来，降低药效。从玫瑰里提炼出的玫瑰油（还可做香水），从薄荷里提炼出的薄荷油（还可做口香糖），芭蕉、丁香的香味等，也都会在日晒时损失药效。这些草药可以晾置于阴凉通风处，使水分缓缓蒸发至干，也就是阴干。

霍香与藿香

很久以前，深山里住着霍姓兄妹，哥哥娶亲后，外出服兵役，妹妹霍香便和嫂子相依为命。一个夏天，嫂子因劳累中暑，发热头痛，霍香跑到山上寻找一种有香气的草药，不幸被蛇咬伤，她勉强回到家，很快死于蛇毒。嫂子用霍香采来的草治好了病，为牢记霍香之情，把这种草称为"霍香"。由于它是一种草，人们又在"霍"字上加了一个"草"字头，成了"藿香"。

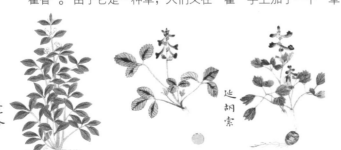

藿香　延胡索　威胜军人参　潞州人参

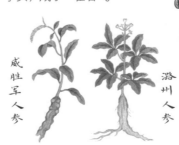

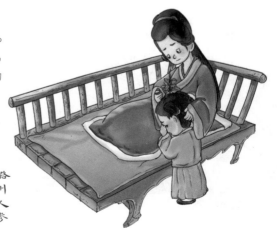

白头翁

野地里的奈何草

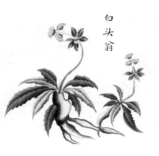

白头翁

有一种鸟叫白头翁，有一种植物也叫白头翁。这种植物的近根处有白茸，像老翁的白头一样，因此得名"白头翁"；又因为它生长在野地里，所以也叫"□丈人"，"丈人"也是老人的意思；它还叫"奈何草"，"奈何"也是老人的意□。在高山山谷和田野，到处都有白头翁。早春二月，可以采花朵；暮春四月，□采果实；入秋八月，可以采根。白头翁味苦，性温，无毒，能治疗疟疾、痢□、牙痛等。

南极仙翁的草

从前，大湖边上的牛头山下，有一个叫阿宝的人。一天，阿宝腹痛难忍，栽倒在村口的草丛里。当他醒来时，看到一位白发老翁用木杖指着一棵长着茸茸白毛的草，让他挖回去熬汤喝。阿宝听从了，三天后，病就好了。此后，阿宝就用这种植物帮助腹痛的人。阿宝想向白发老翁道谢，但等了很多天都没等到。他恍然看到长着白毛的植物白光闪耀，觉得这草长得很像白发白须的老人。他猜想，老人恐怕就是南极仙翁，来此传授秘方，不如就把这种植物叫作"白头翁"吧。"白头翁"就这样被叫开了。

杜甫命名的草

相传唐代诗人杜甫困守京城时，生活非常艰辛，一日喝下一碗剩粥后，引发呕吐、腹痛。但他身无分文，无法求医问药。这时，一位白发老翁恰好路过，采了一把长着白色茸毛的野草，煎汤后让杜甫喝下去。杜甫喝下此汤后，病痛慢慢消除了。为了感激那位白发老翁，杜甫便将此草起名为"白头翁"。

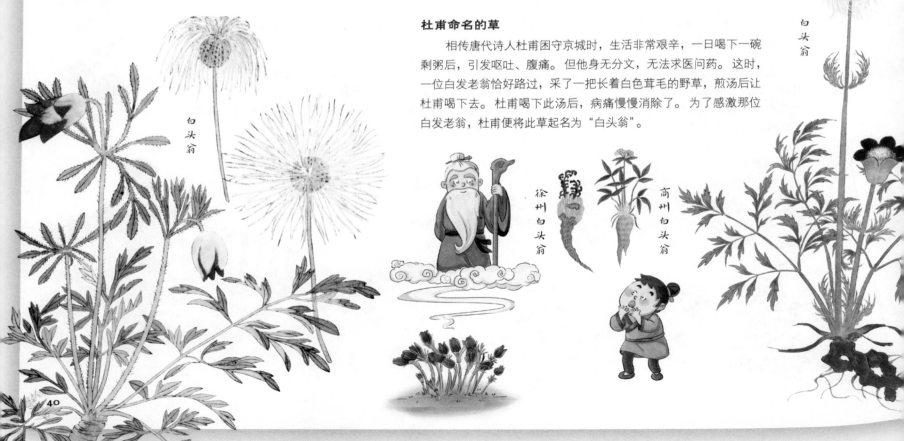

白头翁

白头翁

徐州白头翁

商州白头翁

白头翁

黄连

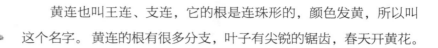

黄连也叫王连、支连，它的根是连珠形的，颜色发黄，所以叫这个名字。黄连的根有很多分支，叶子有尖锐的锯齿，春天开黄花。

"苦不堪言"的草

黄连是毛茛科、黄连属草本植物，常"隐身"在海拔较高的湿凉隐蔽密林中。

采来黄连的根后，可以用布擦去根上的肉毛，再用浆水浸泡；漉出后，在火上焙干。根据不同的病症，炮制黄连的方法也不同，有的用猪胆汁浸炒，有的用醋浸炒，有的用酒炒，有的用姜汁炒，有的用盐水调和炒，还有的用茱萸汤浸炒……黄连性寒，无毒，入口极苦，古人形容为"哑巴吃黄连，有苦说不出"。不过，这种极苦之药可以去热明目，泻火解毒，还能治疗心腹痛、润心肺，平惊悸烦躁等。

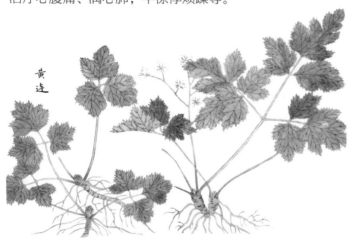

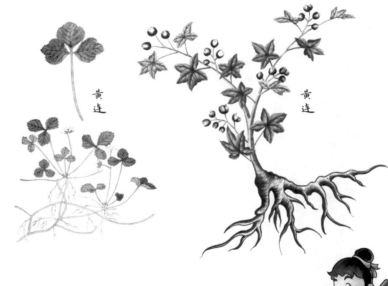

"苦苦"的植物

相传，石柱县老山上有一个陶姓医生，与女儿相依为命，他雇请了一个名叫黄连的人，替他栽植草药。一天，陶女在山坡上看到一种叶边有针刺状锯齿的草，开着伞一样的花，非常美丽，便拔回家，由黄连栽植起来。第二年，陶医生外出行医，陶女突然生病，吃了多剂药也未见好。黄连想起去年栽植的植物，便将其煎煮，自己尝尝无毒后，给陶女喝下。结果，陶女竟然好转了，说："这是一味好药，就是太苦了。"陶医生为了感谢黄连用此草救了女儿性命，就把这种植物称为黄连。

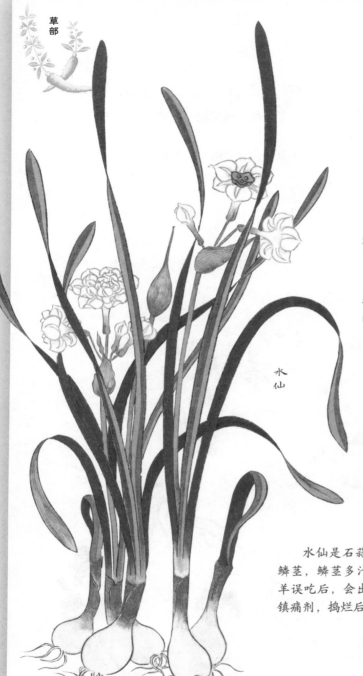

水仙

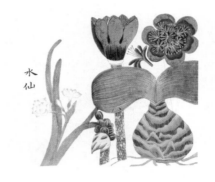

水仙

水仙

有毒的"仙子"

水仙生长在有水的地方，喜欢温暖、湿润的环境，又姿态婀娜，因此被称为"水仙"。它也叫金盏银台，因为它的黄心白瓣，形状如灯盏一样。

中国本土原没有水仙花，水仙大概是唐朝时，从意大利传来，经过多年培育后，形成中国水仙。水仙被列为"中国十大名花"之一，有"凌波仙子"的美誉。

水仙的叶子长得像韭菜，它"大头朝下"，"脑袋"很像蒜头，又像洋葱，这就是它的药用部分。水仙茎头开花，大如簪子的头，莹润可爱，清香幽幽，但它整株都有毒。

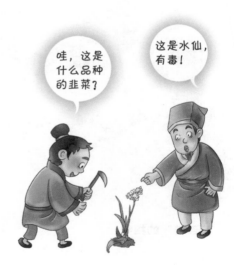

哇，这是什么品种的韭菜？

这是水仙，有毒！

水仙是石蒜科植物，伞状花序，"蒜头"是它的鳞茎，鳞茎多汁，含有多种生物碱，毒性最大。牛羊误吃后，会出现痉挛、腹泻等症状。可用于外科镇痛剂，捣烂后可治痈肿。

中国传说里的水仙

传说尧帝的女儿娥皇、女英嫁给舜后，舜在南巡时死去了，娥皇与女英悲痛不已，跳入湘江自尽。死后，她们的魂魄化为江边水仙，也成为腊月水仙的花神。

龙胆

苦苦的草

在海拔较高地区，山坡草丛、路边、河滩、灌木丛中等处，都能发现龙胆的身影。龙胆的根好像牛膝一样，非常粗壮，向下伸出，根茎就是入药部分，味苦、涩，性大寒，能除胃中伏热。由于它的叶子像龙葵，且味道非常苦，就像动物的胆汁一样让人难以忍受，人们就给它取名"龙胆"。

龙胆是龙胆科多年生草本植物，根茎中含有龙胆苦苷，是苦味的来源。

龙胆没有叶柄，叶子直接从茎上长出来。它七月开花，花朵就像牵牛花，形状像小喇叭、小铃铛，上半部分是蓝紫色，点缀着黄绿色的斑点，仿佛夜空中的点点繁星。

龙胆花为什么是蓝紫色呢？这是因为龙胆生长在海拔较高的地方，紫外线很强，花朵需要积累更多的花青素来抵御紫外线。龙胆花瓣细胞液偏碱性，所以花朵呈现出蓝紫色。同为龙胆，位于海拔越高的地方，蓝紫色就越深。龙胆花有晴开雨合的特性，在阳光明媚时开放，下雨时就自动关闭，如同一把把收拢的小雨伞。这是一种"自卫"行为，能阻挡雨水灌入，保护花粉，增加传粉的成功率。

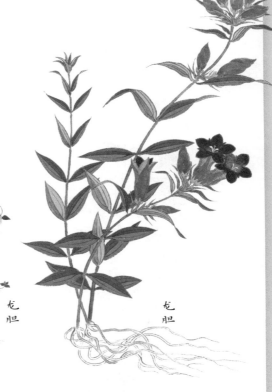

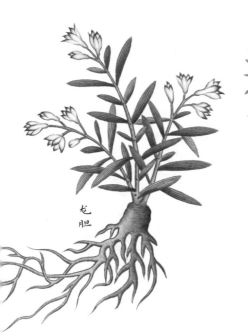

龙胆

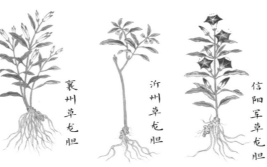

襄州草龙胆

沂州草龙胆

信阳军草龙胆

龙胆

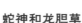

蛇神和龙胆草

相传有一个穷人，放牛时遇见一条熟睡的巨蛇。巨蛇已修炼成神，吐出了蛇丹，滚到此人脚边。蛇神醒来后，此人把蛇丹交给蛇神，蛇神认他为义子，帮他用蛇胆汁治好了当朝太子的病，他被封为大官。过了一年，公主也得了病，如果他能治好公主的病，就会被封为驸马。此人变得贪婪了，他进入蛇神体内，用针猛扎蛇神，想多得胆汁。蛇神痛苦地昏死过去，放牛人也被闷死了。蛇神苏醒后，吐出的胆汁落在草上，变成了蛇胆草。蛇神用蛇胆草治好了公主。皇帝非常高兴，却把蛇胆草听成了龙胆草，从此，这种草就被称为"龙胆草"。

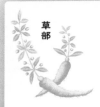

当归
"思归"的"药王"

"当归当归"——出远门的丈夫应当归来了……"当归"这个名字含有妻子思念丈夫、盼其归来的意思。当归味甘、性温，能补血活血，是本草中的"药王"，还是很多药方里的"第一配角"，有"十方九归"的美称。人们还喜欢把当归、川芎、白芍、熟地黄做成药膳"四物汤"，用来滋补身体。

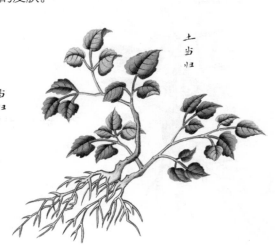

当归

当归是伞形科、当归属多年生草本植物，高0.4~1米，根有浓郁香气，含藁（gǎo）本内酯、维生素B_{12}、烟酸等成分，所以能补血活血。

当归看起来有些像芹菜，茎上有很多又细又深的纹，摸起来很粗糙。花开在顶端，像撑开的小伞。花朵凋谢后，会结出椭圆形的果实，果实侧面长着又宽又薄的翅，看起来很特别。

当归喜欢凉爽的气候，很多地方都可以栽培当归。甘肃一带就出产当归。当归的根是它的药用部分，把根采挖出来后，放在阴凉的地方，等水分蒸发后，再捆成小把，用烟火慢慢熏干。干后的当归香味浓郁，外皮皱巴巴的，像老人的皮肤。

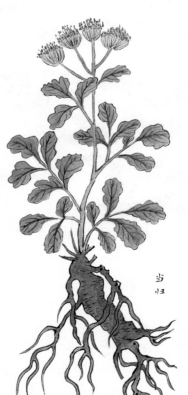

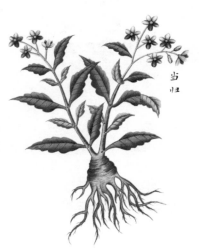

当归

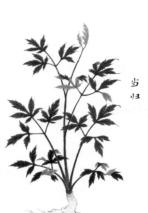

当归

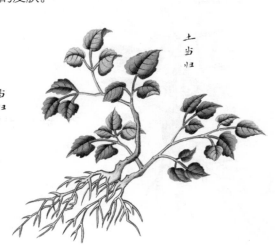

上当归

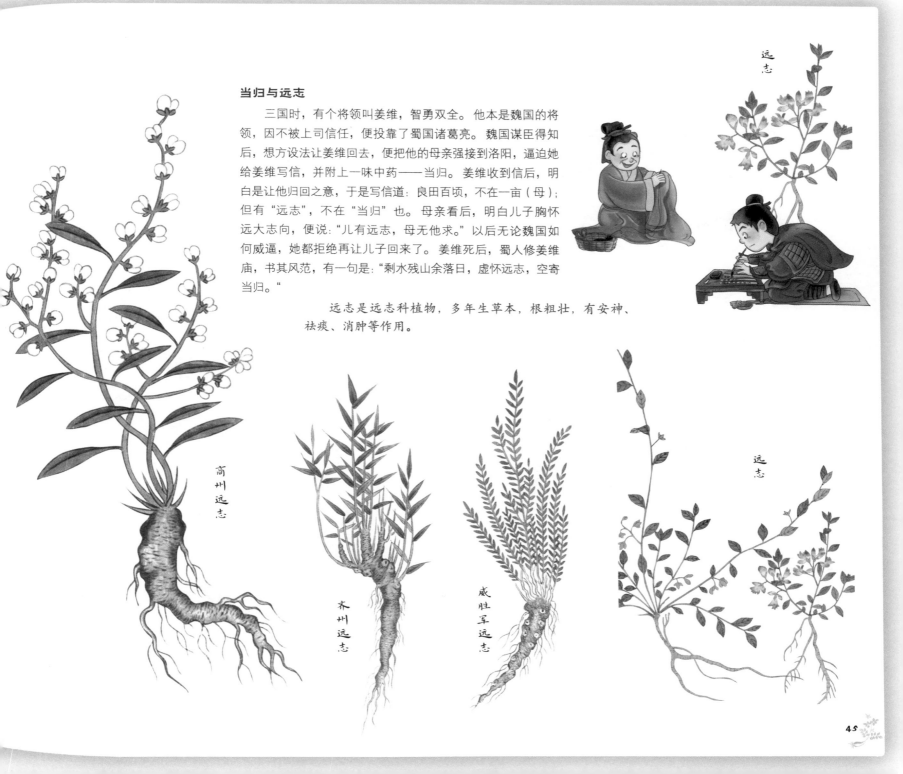

当归与远志

　　三国时，有个将领叫姜维，智勇双全。他本是魏国的将领，因不被上司信任，便投靠了蜀国诸葛亮。魏国谋臣得知后，想方设法让姜维回去，便把他的母亲强接到洛阳，逼迫她给姜维写信，并附上一味中药——当归。姜维收到信后，明白是让他归回之意，于是写信道：良田百顷，不在一亩（母）；但有"远志"，不在"当归"也。母亲看后，明白儿子胸怀远大志向，便说："儿有远志，母无他求。"以后无论魏国如何威逼，她都拒绝再让儿子回来了。姜维死后，蜀人修姜维庙，书其风范，有一句是："剩水残山余落日，虚怀远志，空寄当归。"

　　远志是远志科植物，多年生草本，根粗壮，有安神、祛痰、消肿等作用。

远志

商州远志

齐州远志

威胜军远志

远志

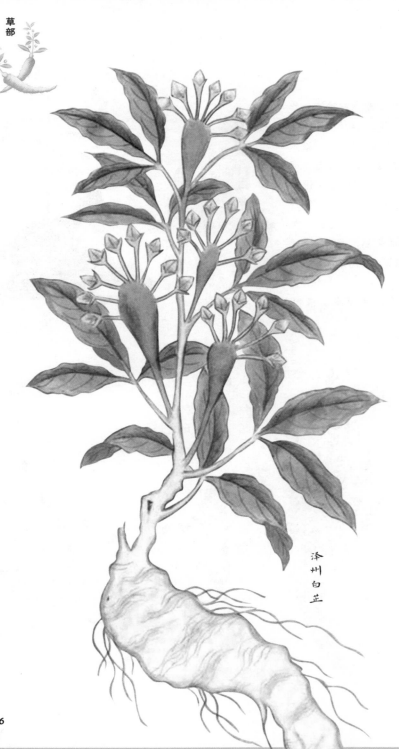

泽州白芷

白芷

与兰花比肩的香草

白芷有很多好听的名字，如泽芬、苻蓠、莞等，这些名字也反映出它是一种气味芳香、姿态好看的植物。

王安石喜爱白芷的香气，说它的芳香可以养鼻子，闻着美妙，也可以养身体，对身体有益；它的芬芳使它的地位和兰花不相上下。

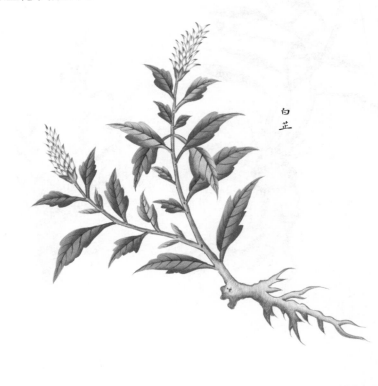

白芷

白芷性温，无毒，能治疗风寒流涕、小儿身热、风热牙痛、口齿气臭等，对于刀剑伤也能起作用。白芷的入药部分主要是根。采根时，有黄色光泽的是最好的，可以把它洗刮干净，切成寸段，再用石灰搅拌均匀，放在太阳下晒，之后就不容易被虫蛀了。入药时，可微焙一下。

白芷为伞形科当归属植物，是一种高大的草，高1~2.5米，含有香豆素，不仅可入药，也可作为香料。

江西曾有人被蝮蛇咬伤，昏死过去，先是一条胳膊肿胀如大腿，一会儿工夫就全身肿胀起来，皮肤变成黄黑色。有人汲来干净的水，调了芳香的白芷末，给这个人灌进去，最终缓过来，又用了几日药，便痊愈了。

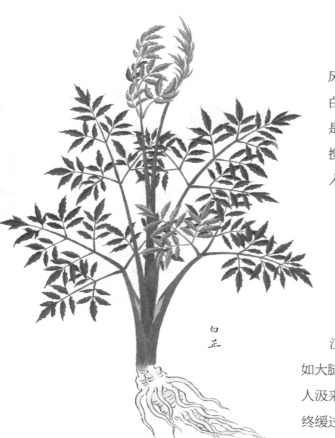

白芷

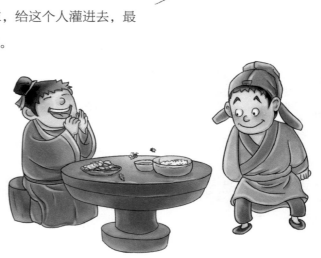

泽州白芷

香白芷

古时，有一个秀才，感到头沉头痛，面部发麻，便去巫山求医。医生给他一种药丸，用荆芥汤服下。秀才感到一种香气，直通鼻窍、头脑，非常舒服。后来，他看到药丸是用一种草药根捣碎、碾成细粉后，加入蜂蜜制成的。当医生请他给药丸起个名字时，他说："不如就叫它'香白芷'。'香'是指草药的香气；'白'是指根的颜色；'芷'是指最初长出的根的意思。"医生听了大笑叫好。"香白芷"就成了一种镇痛药。

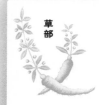

芍药
花中丞相

芍药也叫将离，这是因为《诗经》中用赠送芍药来表达结心之情或惜别之情。芍药绰约多姿，形容妩媚，花容月貌，被誉为"花仙""花相"。为什么叫"花相"呢？因为"花王"是牡丹，芍药仅次于牡丹，为花中丞相。

花神和芍药

传说芍药原本生在仙界。有一年，人间暴发了严重的瘟疫，花神不忍百姓受苦，偷走了王母娘娘的仙丹，将仙丹撒到人间，化成芍药，帮助百姓治愈了瘟疫，所以芍药的名字中才有一个"药"字。

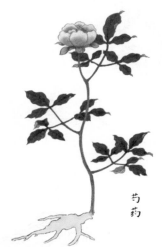

芍药

很早以前，人们说，洛阳牡丹、扬州芍药甲天下，所以，入药时多用扬州的芍药。芍药三月开花，花分单瓣、复瓣，入药不用花，要用根，气味全厚。

芍药是芍药科、芍药属植物，根粗壮。根中含有芍药苷，对血虚腹痛等有作用。但苷类都怕水，在炮制、清洗时，速度要快，以免苷类溶尽。人参含有人参皂苷，益母草含有强心苷，也都是易溶于水的。

芍药

芍药的哭声

汉代名医华佗有一个药园，种满各种草药。有人送给他一株芍药，他把芍药种在园里，但没有发现它的药用价值，便打算放弃它。一个晚上，华佗听到外面有女人的哭声，但外面却没有人。他循声找去，发现声音是从芍药那里传来的。他的妻子知道后，说："整个园子的花草都可以入药，唯独它不行，它能不委屈吗？"不久，妻子突然腹痛，华佗刚好不在家，妻子便把芍药根挖出来煎水喝，没想到腹痛竟然好了。此后，华佗用芍药做了多次实验，发现它确实是一味治病的良药。

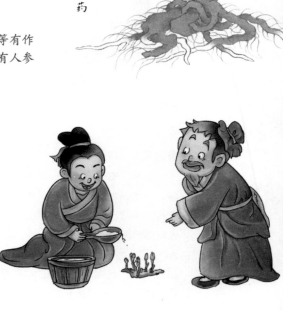

芍药

牡丹

花中之王

牡丹有"国色天香""花中之王"的美称。它也叫鼠姑、木芍药等。牡丹花有多种颜色，如红、粉、白等。牡丹的根、皮味辛，性寒，有清热凉血、活血化瘀的作用。有人为了谋利，会用枝梗皮冒充牡丹皮。

牡丹为芍药科、芍药属植物，是一种多年生落叶灌木，能长到2米高。当无数棵牡丹一起开放时，雍容华贵，清香宜人，真的是"唯有牡丹真国色，花开时节动京城"。牡丹花还能吃。唐朝人用豆类磨粉，和牡丹一起做成牡丹饼。明清时期，还有人把牡丹花做成牡丹糕。

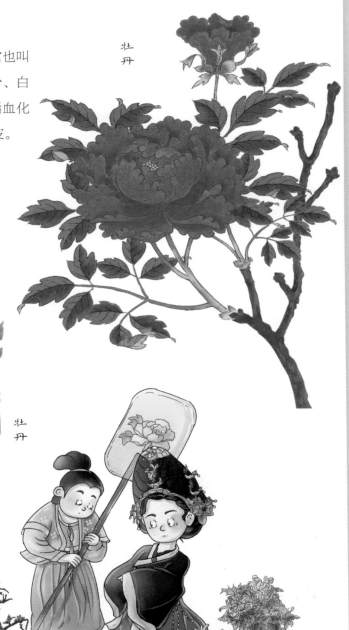

牡丹

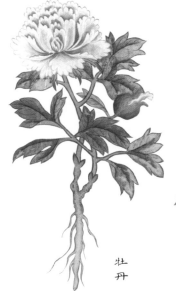

牡丹

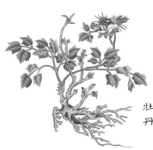

牡丹

牡丹

牡丹的傲骨

相传武则天称帝后，冬天时，和百官游园，见园内一片凋零肃杀之状，觉得十分扫兴，随即向百花下令："明日，百花定要齐放。"百花十分惶恐，不得不顶着风雪开放了，只有牡丹认为这是违背时令的行为，拒绝开放。第二天，武则天看到园中万紫千红，十分满意，但当她注意到牡丹竟然违命时，十分愤怒，把牡丹贬到了洛阳。谁知，牡丹一到洛阳，便开出了绚烂的花朵。武则天大怒，下令火烧牡丹。然而，牡丹经历了烈焰的灼烧后，虽然枝干焦黑，但花朵更加夺目。由于它的凛然正气和对权贵不低头的傲骨，被人们尊为"百花之王"，洛阳牡丹也闻名天下。

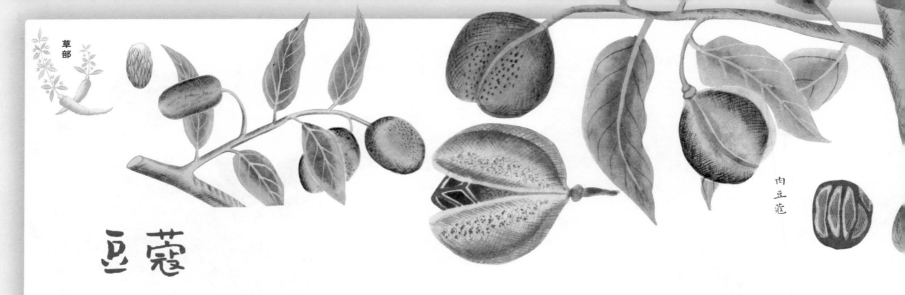

肉豆蔻

豆蔻

娉娉袅袅十三余

豆蔻是一个可爱的名字，它也叫漏蔻、草果等。为什么叫豆蔻呢？可能是因为它的果实如豆，至于"蔻"，则是物体盛多的意思。

豆蔻是姜科、山姜属植物，外形像芭蕉，能长到 3 米高，四季常绿。

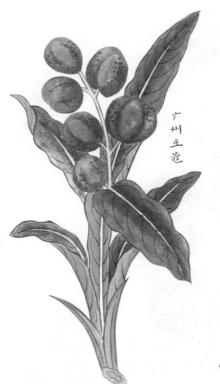

广州豆蔻

广州白豆蔻

红豆蔻

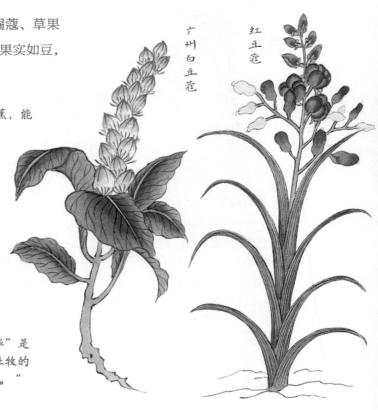

南海一带生长着豆蔻，岭南也有豆蔻。豆蔻苗和山姜很像，二月开花，起初，花是微红的，有点像芙蓉花，慢慢地，随着叶子渐渐展开，花朵怒放开来，颜色就渐渐地淡了，变成了黄白色。

古人用"豆蔻"比喻少女。成语"豆蔻年华"是指十三四岁少女，也指少女的青春年华，出自杜牧的《赠别》诗："娉娉袅袅十三余，豆蔻梢头二月初。"

南方人喜欢采娇嫩时的豆蔻花，用盐腌制食用，有人还把豆蔻花和木槿花浸泡在一起，想让豆蔻花染上木槿花的红色。豆蔻花性热，能消酒毒。豆蔻的果实有尖尖，里面的种子像小石榴一样。

豆蔻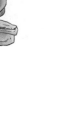

夏天，采来豆蔻果实后，需要曝干。然后，取出豆蔻的种子，种子里的仁、种子皮都能入药，之后，用茱萸缓缓地炒，等到茱萸微微变黄黑色时，把茱萸拿掉，再把豆蔻的皮、种子、仁用杵捣碎，就能随时入药了。豆蔻的种子香气辛烈，里面的仁味辛，性温、涩，无毒，能除寒燥湿、开郁化食、去口臭等。

宜州豆蔻

辛香的豆蔻

相传有一个郎中老年得女，不料女儿总是吐乳、腹泻，郎中给女儿用了多剂药，都不见效。一天，郎中整理采回来的草药，女儿在一旁抓草豆蔻玩，好像很喜欢草豆蔻的味道。郎中突然想到，草豆蔻辛热香散，与女儿脾虚胃寒的症状刚好对应，于是，他便用草豆蔻煎汤，给女儿喝。之前，女儿一喝药就苦恼，这一次却喝了好几口。接连喝了几日后，女儿的身体竟然好了起来。郎中甚为喜悦，期望女儿也如豆蔻一样美丽……

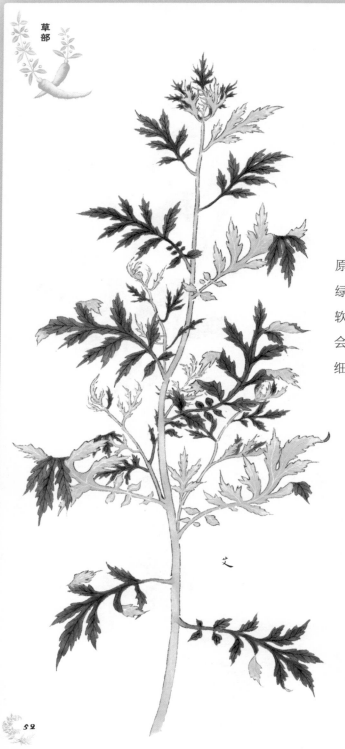

艾

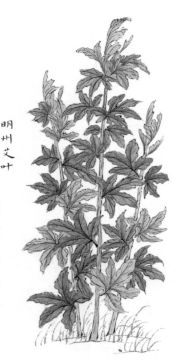

明州艾叶

艾

有"地位"的野草

　　艾也叫灸草，因为艾草能灸病。艾草生在田野山原中，茎笔直地生长，灰白色；叶子像一片片裂开的绿色羽毛，上面覆盖着灰白色的短茸毛，摸起来很柔软。七八月时，叶子间会生出穗子，很像车前草，还会开出细小的花，之后结出累累果实，果实中包裹着细小的种子。下霜后，艾就枯萎了。

　　针灸是治病的手段之一，由针法和灸法组成。针法是用针刺激穴位，灸法是用艾叶等药物熏灼来刺激穴位。

　　艾是菊科、蒿属植物，因此，也叫艾蒿。它是多年生的草本，但有的也能长成半灌木状，高80~200厘米。不管哪一种，都有扑面而来的浓烈香气。艾十分顽强，扩张能力极强，除了极干旱和高寒地区外，几乎遍布整个中国，是一种优势物种。

　　人们喜欢在五月初五端午节时去采艾，鸡还没叫，天蒙蒙亮，三三两两的人走到高高的草丛中，采来艾草后，悬挂在家门上。

　　艾草味道浓烈，古人认为它能驱毒辟邪，还用它来占卜。端午节时，古人认为这是艾草药性最强的一天，家家户户会在门口悬挂艾草，以驱毒辟邪。有人还佩戴艾叶，还有人把艾草、菖蒲等装在小布袋里，做成香囊，挂在身上，祈祷健康吉祥。在野草中，艾的地位极高。

艾叶味苦，性微温，可以治很多病，如散寒止痛等。不过，它最著名的用法，还是灸法。加工艾叶时，先把叶子洗干净，洗去灰尘碎屑，然后放入石臼，用木杵把叶子捣烂，再去除渣滓，剩下一团白色的物质；继续捣白色物质，一直捣到柔烂如棉为止，这就叫艾绒。艾绒还需要焙干，然后就能使用了。由于艾绒已经去掉了较粗的纤维，留下的都是柔软部分，容易燃烧，便于灸疗。再加上在捣的时候，可燃气体已经挥发，也不会燃烧、伤到病人。

炮制药物除了捣法，还有其他方法，如加工坚硬的三七时，可用研末法。三七是五加科、人参属植物，有活血化瘀、消肿止痛等作用，李时珍把它称为"金不换"。

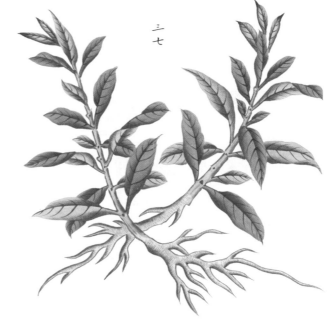

三七

艾草还能制作美食。春月采嫩艾作为野菜吃，或和面做馄饨吃，还能做艾叶茶、艾叶汤、艾叶粥、青团、艾蒿糍粑、艾蒿肉丸等，既好看又美味。

"哎哟哎哟"的艾

孙思邈是唐朝人，被尊称为"药王"，他从小跟随父亲行医看病，掌握了许多关于药草的知识。有一天，父亲出门治病，他和几个小伙伴去山上玩耍。其中一个小伙伴不小心扭伤了脚，"哎哟哎哟"大叫起来。孙思邈急忙去寻找能治疗疼痛的草药。很快，他找到一种灰白色的、散发一种特殊味道的植物。他将草放在嘴里嚼碎，然后敷在受伤小伙伴的脚上。没过多久，小伙伴觉得没那么痛了。大家问是什么神草，孙思邈也不知道叫什么，不过既然小伙伴哭喊的声音是"哎哟哎哟"的，那就叫"艾"吧。

周代时，艾文化已经开始形成。艾的"地位"很高，老者被尊称为"艾"，年轻美貌的女子被形容成"少艾"，后来，就连天下太平也被写作"艾安"等，可见古人对艾的厚爱。

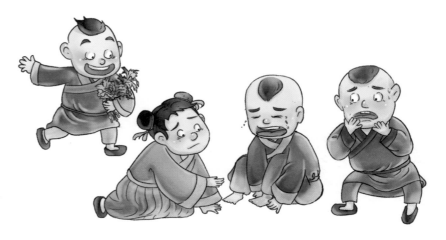

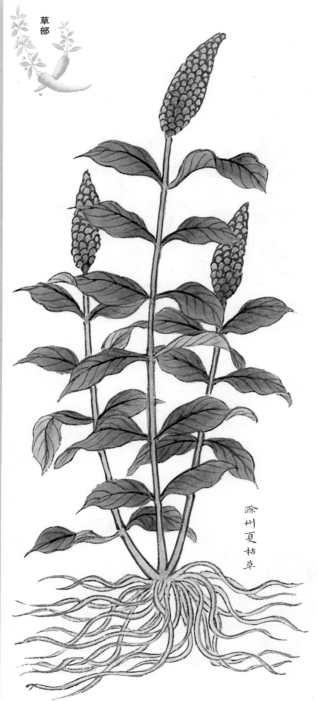

滁州夏枯草

夏枯草

夏至后枯萎的草

滁州夏枯草

在蜀郡等地的川谷中，生长着夏枯草。夏枯草的意思就是：夏至后枯萎的草。夏枯草也叫夕句、乃东、燕面、铁色草等，是一种随处可见的野草。

夏枯草也叫麦穗夏枯草、麦夏枯等，是唇形科、夏枯草属多年生草本，它的根茎是匍匐着"趴"在地上的，茎可达30厘米，花朵像一条条麦穗。花穗变黄褐色时，把它采下来晒干，就能抖下种子了。

夏枯草"联手"当归、白芍，能清肝散瘀。

夏枯草"联手"菊花，能清肝火、消目赤肿痛。

夏枯草"联手"昆布、海藻，能清肝火，散郁结。

夏枯草"联手"玄参、连翘，也可清肝火，散郁结。

走在原野中，可以见到一种茎微方、叶子对节生，且有细齿、穗中开淡紫白色小花的草，这就是夏枯草。夏枯草的花是穗状的，果实也是穗状的，一个穗子有种子四粒。很多人都在四月去采夏枯草的茎叶，因为五月夏至过后，它就会枯死了。夏枯草的嫩叶焯水后，能去掉苦味，拌上调料就可以吃了。

夏枯草的茎叶味苦、辛，性寒，无毒，能明目补肝，去内热，缓解眼睛疼。采来夏枯草后，可以用砂糖水浸泡一夜，再入药使用。

曾经有一个男子，夜里眼珠疼，眉棱骨和头半边肿痛，用了黄连膏之后，不仅没有起作用，反而更严重了，又用了其他的药，也没有见效。后来，他服用了以夏枯草、香附、甘草等制成的药，最终痊愈了。

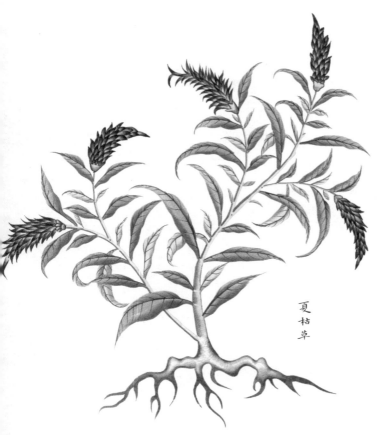

夏枯草

夏枯草

神农的药圃

从前有一个叫茂松的书生，博览群书，却屡试不第。他积郁成疾，脖子上长出许多瘰疬（淋巴结核），有蚕豆大小，有的已经溃破流脓。他用了很多药，但病情越来越重。于是茂松的父亲去寻找神农。一个夏日，他累晕在一座山下。他没有想到这里就是神农的药圃。当他醒过来，得知是神农救了自己时，他万分感激，并诉说了自己的苦衷。神农听罢，从药圃采来一种草，说："此为夏枯草，煎服可清热散结。"茂松的父亲听从了神农的话，治好了茂松的病。从此，父子二人广种夏枯草，为众人治病。

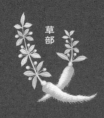

青蒿

野鹿爱吃的草

青蒿也叫草蒿、香蒿，因为它是一种野草，散发着香味。它的名字看起来平淡无奇，但是，它的"身份"却不平常。《诗经》中就有关于它的诗句："呦呦鹿鸣，食野之蒿。"呦呦叫的野鹿，在旷野里自由地吃着青蒿。

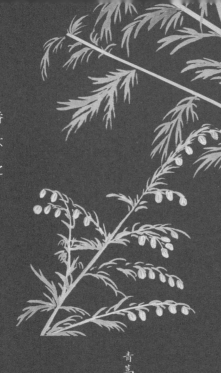

青蒿

在周代，青蒿也是一种很重要的野菜，人们经常采摘它的嫩芽嫩叶，洗干净后用醋腌制来吃。

青蒿在二月开始生苗，茎有手指那么粗，肥肥软软，深青色，根又白又硬。七八月时，青蒿会开出细小的黄花，香味扑鼻。花谢后，结出很多果实来。

青蒿性寒，无毒，可以用酒、桂心等炮制它，治寒热、恶疮等，还能杀虫子，明目。如果有人被毒蜂蜇了，可以咀嚼青蒿敷上；牙齿肿痛时，也可以用青蒿煎水漱口。人们采来青蒿后，还会悬挂在门厅，希望它能辟邪。

青蒿是菊科蒿属植物，一年生草本，有香气。青蒿不含有青蒿素，没有治疗疟疾的作用。蒿的种类有很多，诺贝尔生理学或医学奖获得者屠呦呦提取的抗疟成分青蒿素，最初是从黄花蒿等植物的茎叶中提取的。

黄花蒿

青蒿

白蒿

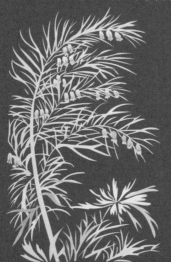

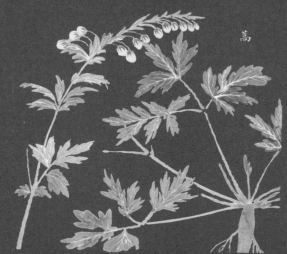

蒿

丽春草

罂粟家族的"美人"

丽春草也叫仙女蒿，像仙女一样美丽的蒿子。它的叶子一对一对生长，纤细的茎支撑着艳丽的花朵，仿佛无风自摇，又仿佛美人起舞，花朵成片开放，也被称为"满园春"。

丽春草味甘，性微温，含有丽春碱、丽春分碱、罂粟酸等成分，整株都能入药，可以治疗黄疸等病。

丽春草是罂粟科一年生草本植物，高 25~90 厘米，种子只有 1 毫米左右大，但含油 40%。它本来是欧洲物种，传入中国后，成为药物和观赏花卉。丽春草虽然和罂粟同科同属，外形看起来很相似，常常被人认错，但它们也有细微的差别。丽春草的茎比罂粟细，表面长着密密的粗毛。

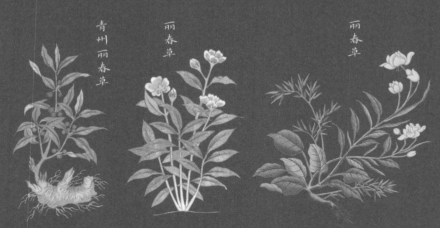

青州丽春草　丽春草　丽春草

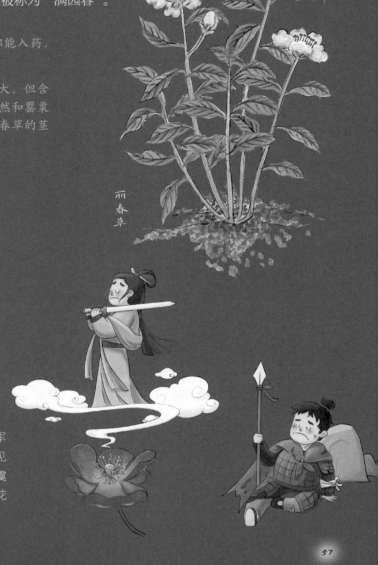

丽春草

凄美的草

秦朝末年，楚王项羽和汉王刘邦争霸，这就是楚汉相争。在垓下时，刘邦大军围困了项羽，夜晚，汉军又唱起楚地民歌，使楚军悲从中来，丧失了斗志。项羽见大势已去，不禁饮酒悲歌。陪伴他的虞姬凄然起舞，忍泪和歌，之后拔剑自刎。虞姬生前被封为"美人"，有虞美人之称，传说在她自刎的地方长出一种罕见的美丽花草，人们为了纪念她，把这种花叫作"虞美人"，它就是丽春草。

红蓝花

"青史留名"的小花

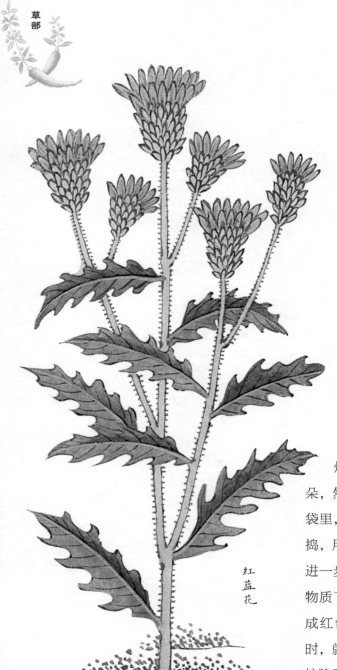

红蓝花味辛，性温，无毒，能活血润燥，止痛散肿。它又叫红花、黄蓝，花是红色的，叶子有些泛蓝。相传是汉代张骞出使西域时，从西域带回的种子。中原人栽培它，一千多年后，几乎处处都看得到它了。史书上有很多关于它的记载。

种植红蓝花时，可以在雨后撒播种子，就像平时种芝麻一样。春天，红蓝花生出嫩叶，长出小苗，这时吃起来是很可口的。红蓝花一点点长大，会生出很多很大的尖刺，避免动物采食，以保护自己。夏天，红蓝花开花了，之后结果，它的花、种子都能入药。

炮制红蓝花时，可以在清晨采摘花朵，然后捣碎，再用水淘洗，装在小布袋里，绞去花朵黄色的汁液；之后继续捣，用酸酸的粟米水淘洗，再绞小布袋，进一步绞去黄色汁液，之后就剩下红色物质了；用青蒿盖一夜，再晒干，或捏成红色小薄饼，阴干收藏。等到入药时，就搓碎了用，还能做胭脂，给女子抹脸和唇。红蓝花还能用作红色染料。

红蓝花

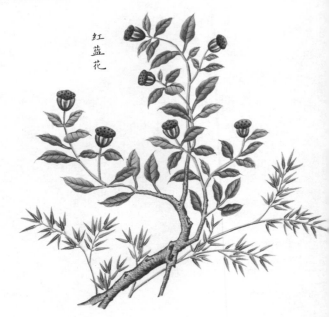

红蓝花

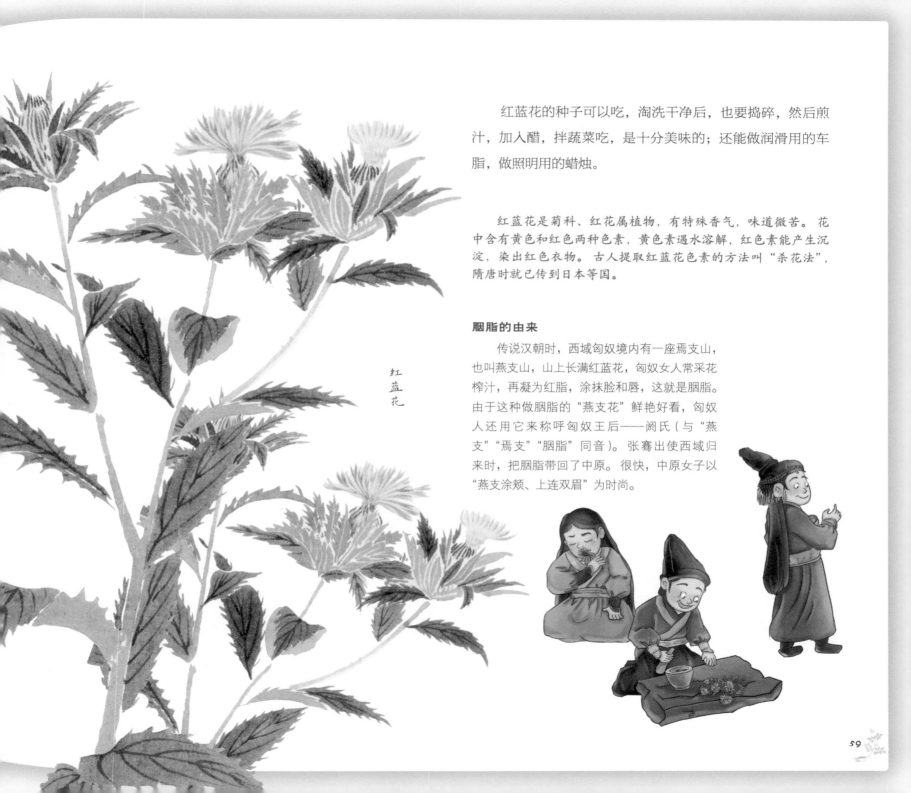

红蓝花的种子可以吃，淘洗干净后，也要捣碎，然后煎汁，加入醋，拌蔬菜吃，是十分美味的；还能做润滑用的车脂，做照明用的蜡烛。

红蓝花是菊科、红花属植物，有特殊香气，味道微苦。花中含有黄色和红色两种色素，黄色素遇水溶解，红色素能产生沉淀，染出红色衣物。古人提取红蓝花色素的方法叫"杀花法"，隋唐时就已传到日本等国。

胭脂的由来

传说汉朝时，西域匈奴境内有一座焉支山，也叫燕支山，山上长满红蓝花，匈奴女人常采花榨汁，再凝为红脂，涂抹脸和唇，这就是胭脂。由于这种做胭脂的"燕支花"鲜艳好看，匈奴人还用它来称呼匈奴王后——阏氏（与"燕支""焉支""胭脂"同音）。张骞出使西域归来时，把胭脂带回了中原。很快，中原女子以"燕支涂颊、上连双眉"为时尚。

红蓝花

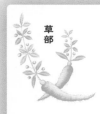

走在"丝绸之路"上

红蓝花是通过陆上"丝绸之路"从西域传到中原的。明朝时，通过陆上"丝绸之路"和海上"丝绸之路"传入的药物已经非常多了，《本草纲目》中记载的番红花，就来自"西番回回地""天方国"。

番红花又叫西红花、藏红花。"藏红花"并不是产自西藏的红花，而是来自欧洲，后来在伊朗等中东地区种植，明代时，经过中国西藏而进入中原地区。藏红花味甘，性平，无毒，可治疗心忧郁积，气闷不散，惊悸等症。藏红花十分昂贵，堪称世界上最贵的药用植物。它还能制作名贵香料，制作化妆品和燃料。

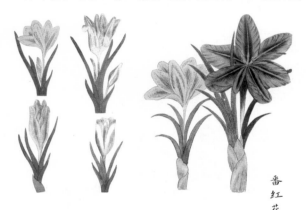

番红花

牧草精灵的祈祷

番红花是鸢尾科、番红花属草本植物，最早由希腊人栽培。在古希腊神话中，有一个牧草精灵，它向花神祈祷："请在这个深秋寂寥的牧场上，为小羊们开些花吧！"花神于是绽放出番红花。

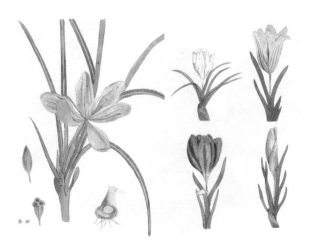

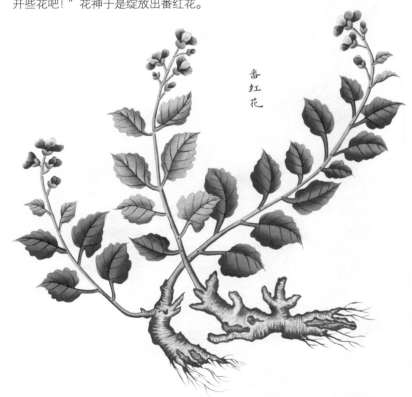

番红花

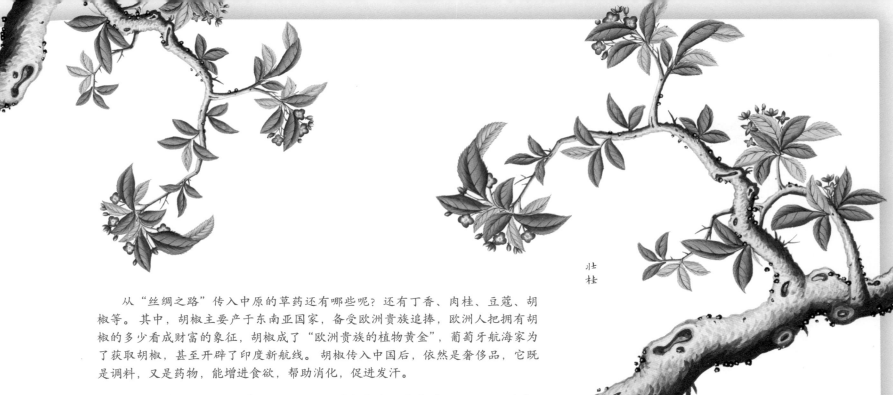

壮桂

从"丝绸之路"传入中原的草药还有哪些呢？还有丁香、肉桂、豆蔻、胡椒等。其中，胡椒主要产于东南亚国家，备受欧洲贵族追捧，欧洲人把拥有胡椒的多少看成财富的象征，胡椒成了"欧洲贵族的植物黄金"，葡萄牙航海家为了获取胡椒，甚至开辟了印度新航线。胡椒传入中国后，依然是奢侈品，它既是调料，又是药物，能增进食欲，帮助消化，促进发汗。

肉桂是樟科的一种中等大小的乔木，树皮常被用作香料，可以用于饮食，也可入药。

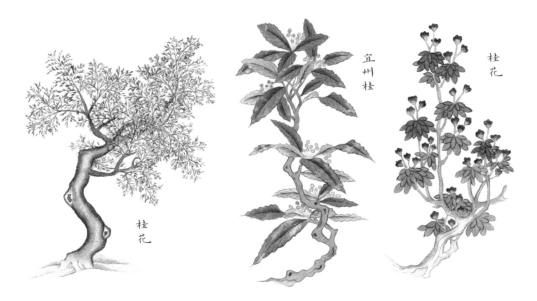

桂花

宜州桂

桂花

有没有通过"丝绸之路"传出中国的药物呢？当然也有，最著名的就是大黄。大黄产于青海、甘肃等地，汉代时，通过"丝绸之路"传到了西方，19世纪的时候被西方称为"万灵药"，备受欢迎，是"丝绸之路"上仅次于茶叶的货物。大黄个头大，颜色黄，被中医称为"将军"，意思是，它能像将军那样迅速发挥作用。清政府还分析认为，西方人吃肉多，容易上火便秘，所以需要服用大黄泻火通便。

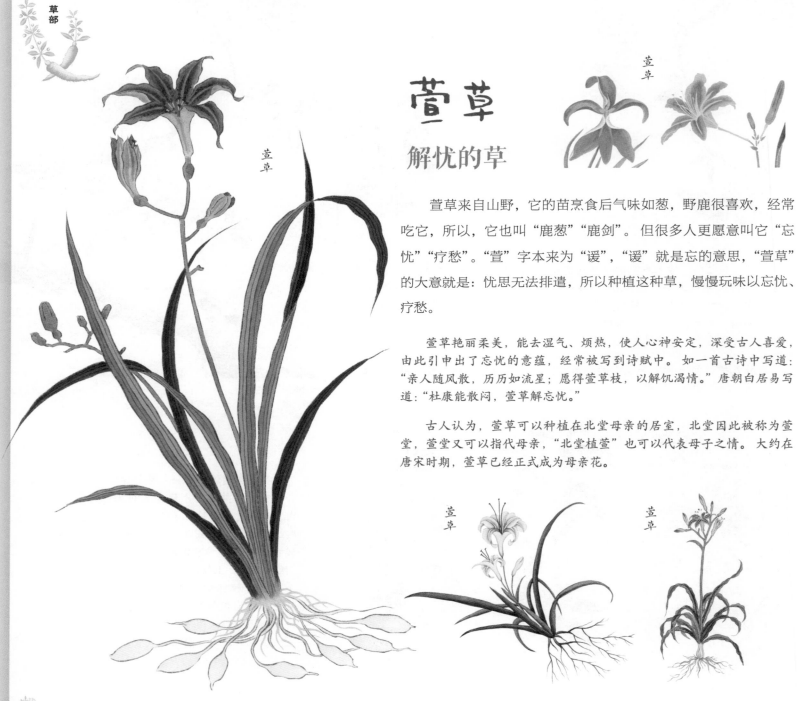

萱草

萱草

萱草

解忧的草

萱草来自山野，它的苗烹食后气味如葱，野鹿很喜欢，经常吃它，所以，它也叫"鹿葱""鹿剑"。但很多人更愿意叫它"忘忧""疗愁"。"萱"字本来为"谖"，"谖"就是忘的意思，"萱草"的大意就是：忧思无法排遣，所以种植这种草，慢慢玩味以忘忧、疗愁。

萱草艳丽柔美，能去湿气、烦热，使人心神安定，深受古人喜爱，由此引申出了忘忧的意蕴，经常被写到诗赋中。如一首古诗中写道："亲人随风散，历历如流星；愿得萱草枝，以解饥渴情。"唐朝白居易写道："杜康能散闷，萱草解忘忧。"

古人认为，萱草可以种植在北堂母亲的居室，北堂因此被称为萱堂，萱堂又可以指代母亲，"北堂植萱"也可以代表母子之情。大约在唐宋时期，萱草已经正式成为母亲花。

萱草

萱草

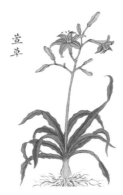

萱草

萱草的叶子像蒲草一样柔弱，当它还是嫩苗时，采来可以当蔬菜吃。它的花早晨开放，夜晚枯萎，只能盛开一天，没有香味。花有橘红色、橘黄色等，也可以吃，甜丝丝的。花谢后结果，果实为三角形，里面是种子，像梧桐种子那么大，黑油油的。

萱草是百合科、萱草属植物，能长到一米多高，喜欢扎堆丛生。萱草的一个枝上会有多个花蕾，这个凋谢了，那个又开了，令人感觉它总在开花。

萱草

栽培的萱草，因为土质不同，花的颜色、花期的长短都不一样。萱草的苗、花味甘，性凉，煮后吃下，利湿热，能消食。它的根还有助于消除水肿。

好吃的黄花菜就是干燥后的萱草花。萱草花含有丰富的蛋白质、氨基酸、可溶性糖、铁元素等，有补血止血的作用。

金针菜

秦朝末年，阳城人陈胜以乞讨度日，得了身体浮肿症。相传，一日，陈胜讨饭到一户黄姓人家，黄家母女给他蒸了三大碗萱草花吃，几日后，他的浮肿消退了。陈胜起义后，有了宫殿，便接黄家母女入宫。黄婆婆又给他蒸了萱草花吃，他却难以下咽，黄婆婆说："饥饿之时萱草香，吃惯酒肉萱草苦。"陈胜羞愧不堪，从此请黄家母女种植萱草，时常吃它。消息传开后，人们纷纷用萱草根治浮肿。由于黄婆婆的女儿叫金针，萱草叶也很像针，人们又叫它金针菜。

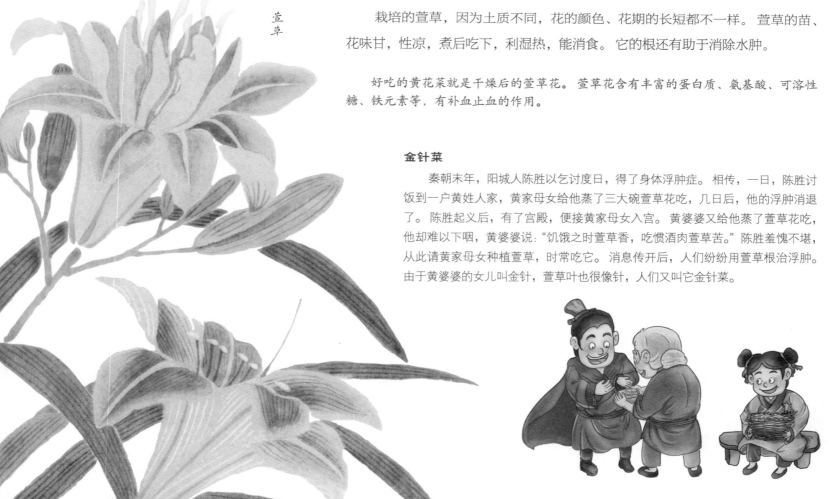

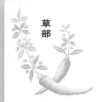

鸭跖草

"童话"里的草精灵

鸭跖（zhí）草也叫碧竹子、竹鸡草、竹叶菜、淡竹叶、耳环草等，因为它的叶子很像竹叶，小花很像耳环，嫩时可吃。它是乡间常见的杂草，三四月生苗，紫色的茎，四五月开花，花如小小的蝶蛾，如小翅膀，有"翠蝴蝶"之名。还有角，如鸟嘴。果实就藏在角中，像小豆粒一样，"豆"中还有细小的种子，灰黑色，皱巴巴，看起来就像蚕屎。

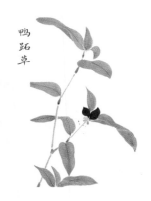

鸭跖草

鸭跖草

鸭跖草的茎是一节一节的，每一节都能长出新的根。夏季是它开花的时候，共有3片花瓣，上面两片为蓝色，下面一片为白色。花谢后结果，每个果实中有4颗种子。鸭跖草的模样极为奇巧可爱，好像活在童话里的精灵一样。

鸭跖草是鸭跖草科一年生披散草本，喜欢温暖湿润的弱光环境，如果过阴，叶子会褪为浅绿色；如果被暴晒，花朵会枯萎。

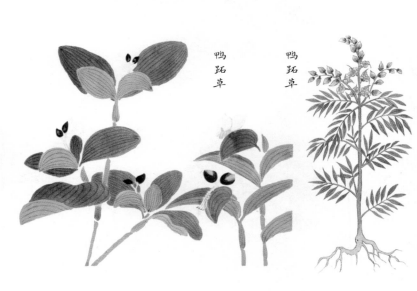

鸭跖草

鸭跖草

鸭跖草味苦，性大寒，无毒，茎、叶晒干后入药，能治寒热瘴疟、发热狂癫、热痢、蛇犬咬伤等。有人采来鸭跖草的花，榨出汁液画画，或者画彩羊皮灯，青碧如黛，美丽动人。

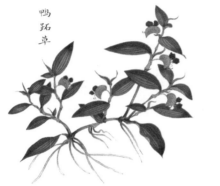

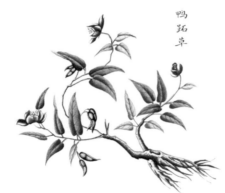

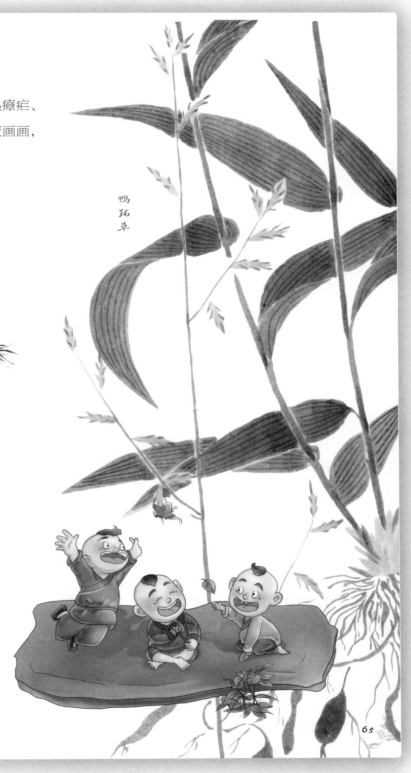

鸭子爱吃的草

相传春秋时期在楚国都城郢（yǐng）地有一个人，在鼻尖用白泥涂了一点，然后让人抡起斧头，削掉这泥点。围观者大气不敢出，他却若无其事，结果白泥被削掉了，他也没有受伤，这个故事被称为"郢人之鼻斫（zhuó）"，"斫"是用斧头砍的意思。唐宋时，有人无意间发现一种野花。野花中间偏下的花瓣带着一点白色，让人联想到郢地人鼻子上的那一抹白泥，于是把它叫作"鼻斫草"。"斫"字后来传成了"跖"，叫成"鼻跖草"了。由于它生长在潮湿的溪边河畔，鲜嫩的叶茎是鸭子喜欢的食物，所以又被叫作"鸭跖草"。

水边的鸭跖草

从前有一个游医，行医途中在一户人家落脚。夜里，主人急切敲门，原来，这家的几个孩子突然腹胀，小便无法排出。游医想起白天孩子们曾坐在被晒热的石头上，考虑是热毒伤人，便采了长在水边的鸭跖草煮水给孩子们喝。半晌，孩子们就能正常小便了。之后，人们便知道鸭跖草能治尿闭了。

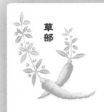

蜀葵
丽人一样的花

蜀葵是一种长得笔直的花，可以长到两米高。它的叶子很像冬葵，花像木槿花，有多种颜色，很多人都种它。它的叶子很像丝瓜叶，像手掌一样摊开。初春开始种植，生出嫩苗后，可以当菜吃。等它长大后，还可以剥皮搓成绳子。

蜀葵是锦葵科、蜀葵属植物，原产蜀地，所以叫"蜀葵"。蜀葵高大、多花、有香气，犹如丽人一样端庄、优雅，备受古人喜爱，经常被文人墨客写入诗词，画入画中。如陆游写的《秋光》："翩翩蝴蝶成双过，两两蜀葵相背开。"

蜀葵味甘，性微寒、滑，无毒，整株都能入药，可清热、消肿、解毒。其中，它的根可以作为润滑药。

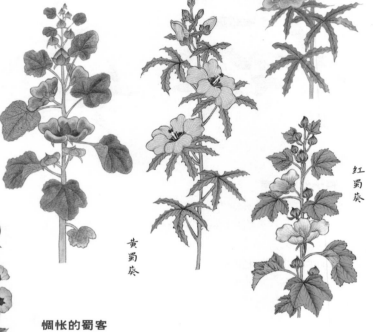

黄蜀葵

红蜀葵

黄蜀葵

红蜀葵

惆怅的蜀客

古时候有一个叫王其祥的人，爱花成痴，尤其喜欢蜀葵。一日，他在园中赏花，累了就躺在蜀葵旁休息，没多久就进入了梦乡。这时，突然出现一个少年，邀请他去看歌舞。他跟随少年而去，见到了花丛中轻盈而舞的仙子。他看得如痴如醉，但一阵微风吹来，仙子和少年瞬间消失了。王其祥猛然睁眼，四下张望，只有蜀葵正开得灿烂。王其祥十分惆怅，觉得蜀葵或许就是梦中的仙子，于是为自己取了一个"蜀客"的别称，来纪念这个梦。

王不留行

王命也无法留住

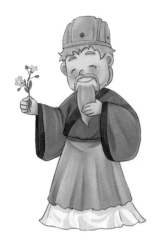

"王不留行"——多么有趣的名字。这个名字的意思是，这种药的药性走得快，连王命也留不住它，也不能让它止住。它也叫禁宫花、剪金花等。

救命的青草

东汉初年，王郎自立为帝，追杀起义将领，路过一个村子时，强迫百姓供应食宿。百姓不满，迟迟不去送饭。王郎大怒，想杀光村民，一个参军劝道："此处青草丛生，村民藏在暗处，不好捕杀。再说杀死百姓，也解不了兵将的饥饿，不如另作安顿。"王郎于是率兵离开了村庄。东汉名将邳（pī）彤听说这件事后，给那丛生的青草起了名字叫"王不留行"，意思是此村不留王郎食宿。

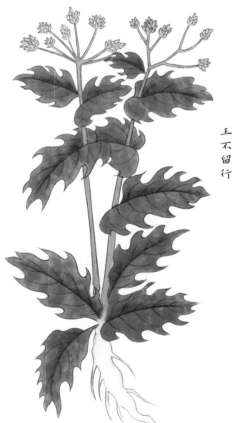

王不留行

王不留行是石竹科麦蓝菜的种子。麦蓝菜是一年生草本，叶子有些粉绿色，聚伞花序。夏天采下麦蓝菜的果实，在太阳下晒干，打下种子，除去草叶碎屑等杂质，再晒干就能炮制了。

王不留行并不罕见，是山谷里一种常见的野草，连麦地里也有它的身影。三四月份时，王不留行开出小铃铛一样的花，是可爱的红白色。它结出的果实有豆粒大小，包着壳，壳上有五个棱，里面是小圆珠子一样的种子。王不留行的嫩苗、种子，采来后，用锅蒸，再用浆水浸泡一夜，焙干后就能入药了。王不留行味苦，性平，无毒，能通血脉、下乳汁、利小便等。

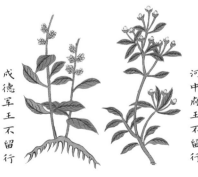

成德军王不留行

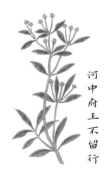

河中府王不留行

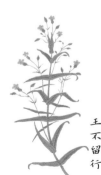

河中府王不留行

王不留行

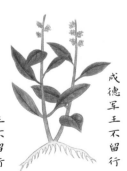

成德军王不留行

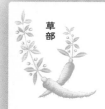
车前

道边的"蛤蟆衣"

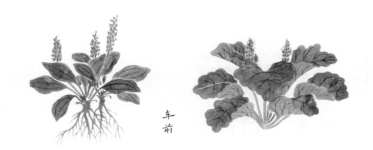

车前

车前草是很常见的野草，时常生长在道边和车马行过的痕迹中，所以叫"车前草"，也叫"当道""车轮菜"。由于它的叶子形似牛的舌头，也叫"牛舌草"。它那又肥又大的叶片又很像猪耳朵，也被称为"猪耳朵草"。有人发现蛤蟆喜欢躲藏在车前草的叶片下面，还把它叫作"蛤蟆衣"。《诗经》中的"采采芣苢（fú yǐ）"，据说也是指采车前草。

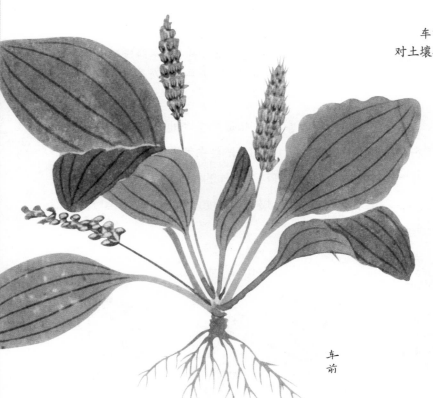

车前

车前是车前科、车前属植物，有的一年生，有的二年生。由于它对土壤要求不高，所以能在路旁生长。

在《本草纲目》中，很多草的名字都和它们的性状有关。如紫草和绿豆的名字与颜色有关；鹿蹄草的叶子长得像鹿蹄；苦瓜和苦菜味道发苦；夏枯草每到夏至便枯萎……

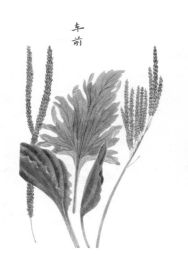

车前

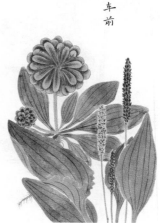

车前

车前草春初生苗，叶子就像大匙一样，叶子中间抽出几根细茎，向上生长，长长的穗儿宛如鼠尾一般，夏季来临时，还会开出细密的小花。秋天时，它能结出青色微红的果实，里面有小小的种子，被称为车前子。

车前草是一种不错的野菜。把它的嫩叶或种子采下来，洗净后，叶子可以焯水凉拌或炒着吃，种子能熬粥或做酱吃。这种野草在中医界赫赫有名，是入药较多的"明星"之一，味甘，性寒，有利尿、清热、明目、祛痰等作用。传说车前子还能令人身轻，能跳跃岸谷，长生不老。

车前

车前

车前

车前

车前

车前的秘密

相传汉朝名将马武打了败仗，撤退到一个荒无人烟的地方。夏季缺粮少水，很多士兵和马匹都得了一种怪病，小肚子发胀，并且尿血。一日，马夫无意间发现，有几匹马在吃了一种猪耳朵形状的野草后，竟然不尿血了。马夫于是拔了许多猪耳草煎汤，一连吃了几天，果然也恢复了健康。马武知道后，下令众人都喝这种草煎的水，众人也都康复了。马武问是在哪里发现这种草的，马夫说是在马车前，马武便把这种草叫作车前草。

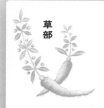

连翘

早春的使者

连翘姿态宛转，极为优美，有人说它像莲花，叫它"旱莲子"，又因为它的果实形似莲房，翘出了众草，所以叫"连翘"；还有人说，它并不罕见，山谷中到处都有，是它的种子一片一片排列如翘，所以叫连翘。其实，它之所以叫连翘，是因为它的本名叫"连"，又叫"异翘"，所以就合称为连翘了。由于它美如兰花，又叫"兰华"，"华"是花的意思。

连翘是木樨科、连翘属灌木，在早春时开花，之后生叶，是早春的使者之一，有人把它误以为是报春的迎春花，其实迎春是木樨科素馨属的植物，它们同属于木樨大家族，但并不是近亲。

连翘

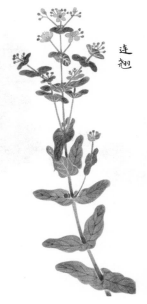

连翘

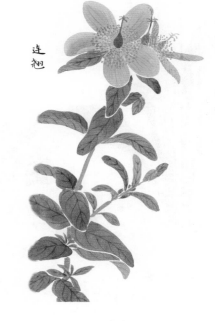

连翘

连翘能清热解毒、消肿散结。它的果实是球形的，果实还没成熟时是绿色，称为青连翘；果实熟透后就变成了黄色，叫黄连翘。青连翘更适合药用，采摘后晒干就能入药，也可以蒸熟晒干后，再筛取籽粒，就得到了连翘芯。

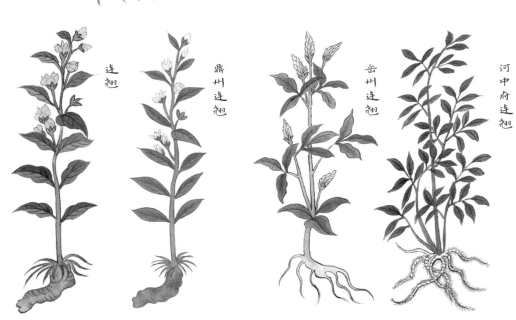

连翘

连翘含有木脂体及其苷类、黄酮等成分，有抗菌、抗炎的作用。连翘籽含油，可以做肥皂、化妆品、润滑油。

连翘提取物还是天然的防腐剂，能抑制腐败菌，可以做食品保鲜剂，尤其适合为鱼保鲜。

兖州连翘

连翘

鼎州连翘

岳州连翘

河中府连翘

连翘的传说

相传，上古时有个医学家叫岐伯，他经常带着孙女连翘在岐伯山上种药、采药。一天，他们发现了一种新草药，岐伯尝了尝，却突然口吐白沫，不省人事了。孙女连翘惊慌地哭喊，情急之下，顺手抓起身边的绿叶，揉碎后塞进爷爷嘴里。不一会儿，岐伯竟然苏醒过来……岐伯康复后，仔细研究孙女给自己吃的绿草，发现这种草能清热解毒。他便用孙女的名字给它命名为连翘。

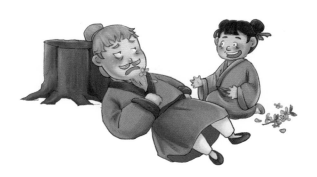

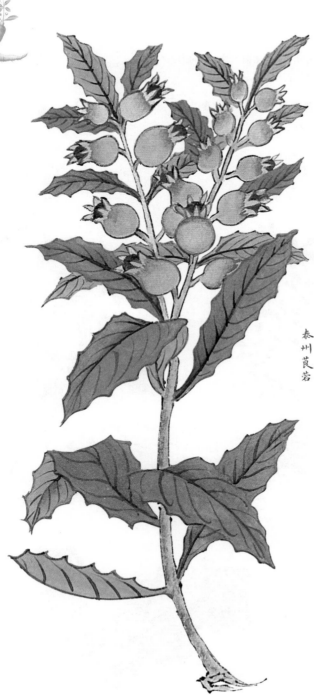

泰州莨菪

莨菪

令人迷幻的天仙子

莨菪（làng dàng）是一个奇怪的名字，这个名字和它的种子有关。它的种子有大毒，吃了种子后，人会狂浪放纵，疯癫狂走；又因为吃了种子的人产生幻觉后，飘飘欲醉，如神似仙，又叫"天仙子"。

莨菪的茎叶上都有细毛，花是白色的，果实是青黄色的，像米粒那么大。六七月时，可以采种子，也就是天仙子，晒干后加工。

莨菪的叶子很像烟叶，所以它又叫"山烟"。它是茄科、天仙子属植物，二年生草本，高可达 1 米，总状花序，种子极小，直径只有 1 毫米左右。

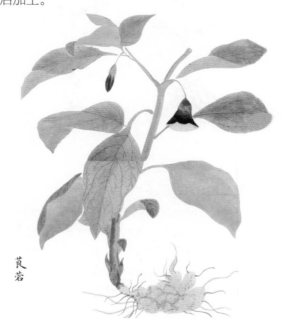

莨菪

莨菪的种子可以用醋煮干，再用黄牛的乳汁浸泡一夜，到了第二天，乳汁会变黑，就说明莨菪的种子是真的。把它晒干后，再捣碎，再筛出细末备用。莨菪味苦，性寒，能治齿痛、癫狂等，还能使人轻身，健行。

莨菪的种子含有莨菪碱、阿托品等生物碱，毒性极强，吃下后会中毒，表现出眼红、谵语、幻觉、又哭又笑、精神错乱等症状，严重者可昏迷死亡。可用甘草、升麻、犀角等解毒。

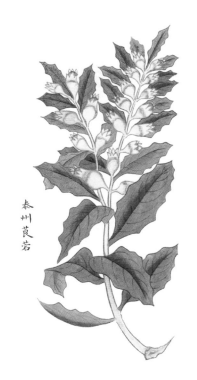

泰州莨菪

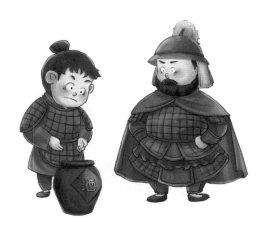

"野狼"毒酒

相传唐朝将领安禄山曾摆鸿门宴，邀请契丹人前来赴宴庆功，酒中下了毒，契丹人饮用后，全部中毒，烂醉如泥，被安禄山杀死。民间将毒酒称为"野狼"，意思是喝了以后会像野狼一样狂暴。

除了种子，莨菪的叶、根、花都能入药，可以镇痛，解除痉挛，治咳嗽、哮喘、痈肿疔疮等。

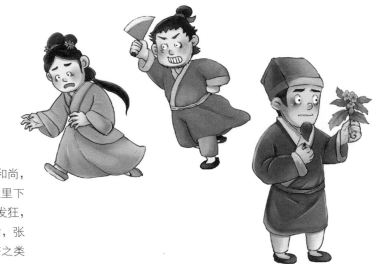

令人发狂的粉末

李时珍在《本草纲目》中写了这样一个故事：明朝嘉靖年间，有个和尚，一天来到昌黎县，住在一个叫张柱的人家里。和尚见张妻妖媚，便在饭里下了药，迷昏众人，侮辱张妻，并将药粉吹入张柱耳中。张柱醒后，开始发狂，把家人看成妖魔鬼怪，持刀杀掉全家十六口。官府捉拿张柱，十几天后，张柱才渐渐清醒，痛悔不已。李时珍分析，张柱所服的药，可能就是莨菪之类令人发狂的药。

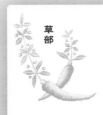
曼陀罗

"天界"降落的花

传说佛说法的时候，天像下雨一样降落很多花，这就是曼陀罗花；又有人说，道家北斗有一个陀罗星使者，他手中拿花，此花就是曼陀罗花。有人也叫它"风茄儿""山茄子"。

曼陀罗不是中国本土植物，大概在唐朝以前传入中国，"曼陀罗"是印度佛教用语，是梵语的音译，意译为"坛""坛场"。"坛场"也叫"坛城"，是藏传佛教密宗在修法时防止魔鬼侵入时在地上画的圈或建的坛。

很多人家里都喜欢栽植曼陀罗花，它春生夏长，独茎直上，绿茎碧叶。入秋八月，曼陀罗开出大朵大朵白花，形状如牵牛花，奇特的是，它早晨开花，夜晚就合拢，每天如此。

曼陀罗是茄科曼陀罗属植物，有的是草，有的是半灌木，高0.5~1.5 米，与茄科的辣椒、茄子、马铃薯等是"远房亲戚"。

曼陀罗的花、叶、籽都能入药，不仅能止咳，治疗惊痫、脚气等，还能镇痛，花瓣的镇痛作用最好，以前常被用作麻醉药。不过，这种美丽的植物虽然性温，味辛，但含有剧毒，其中，种子的毒性最大，嫩叶次之，误食可能危及生命，堪称"蛇蝎美人"。

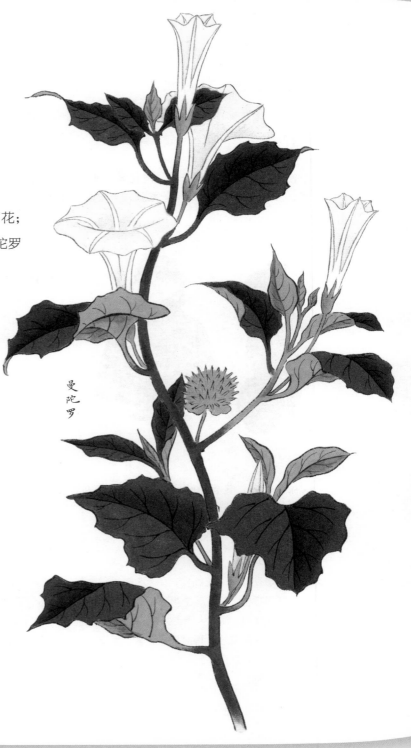

曼陀罗

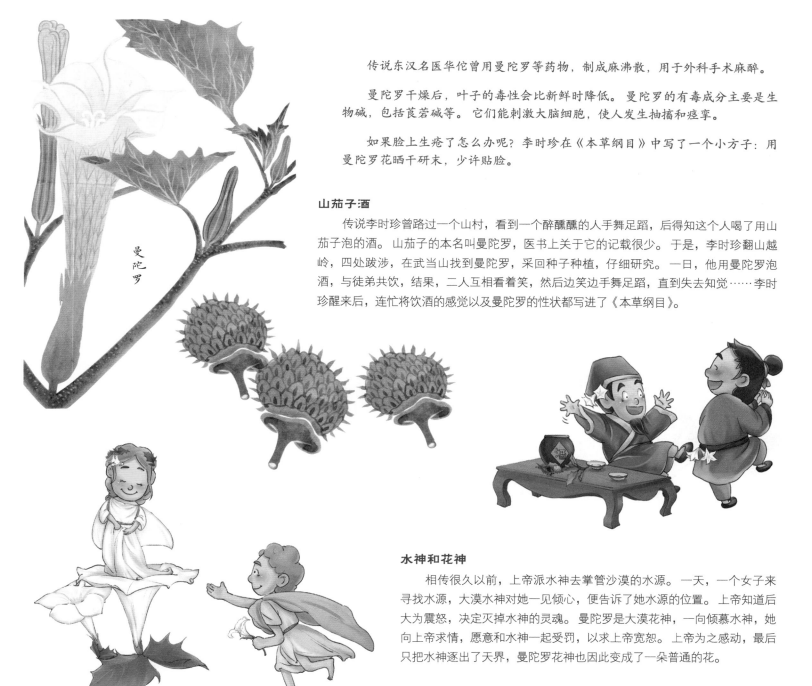

传说东汉名医华佗曾用曼陀罗等药物，制成麻沸散，用于外科手术麻醉。

曼陀罗干燥后，叶子的毒性会比新鲜时降低。曼陀罗的有毒成分主要是生物碱，包括莨菪碱等。它们能刺激大脑细胞，使人发生抽搐和痉挛。

如果脸上生疮了怎么办呢？李时珍在《本草纲目》中写了一个小方子：用曼陀罗花晒干研末，少许贴脸。

曼陀罗

山茄子酒

传说李时珍曾路过一个山村，看到一个醉醺醺的人手舞足蹈，后得知这个人喝了用山茄子泡的酒。山茄子的本名叫曼陀罗，医书上关于它的记载很少。于是，李时珍翻山越岭，四处跋涉，在武当山找到曼陀罗，采回种子种植，仔细研究。一日，他用曼陀罗泡酒，与徒弟共饮，结果，二人互相看着笑，然后边笑边手舞足蹈，直到失去知觉……李时珍醒来后，连忙将饮酒的感觉以及曼陀罗的性状都写进了《本草纲目》。

水神和花神

相传很久以前，上帝派水神去掌管沙漠的水源。一天，一个女子来寻找水源，大漠水神对她一见倾心，便告诉了她水源的位置。上帝知道后大为震怒，决定灭掉水神的灵魂。曼陀罗是大漠花神，一向倾慕水神，她向上帝求情，愿意和水神一起受罚，以求上帝宽恕。上帝为之感动，最后只把水神逐出了天界，曼陀罗花神也因此变成了一朵普通的花。

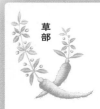

羊踯躅

令羊徘徊的毒草

"踯躅（zhí zhú）"是走来走去、徘徊不前的意思，"羊踯躅"大意是羊徘徊不前。为什么叫"羊踯躅"呢？羊为什么要徘徊呢？这是因为它是一种有大毒的植物，羊吃了它的叶子后，迅速中毒，这会导致羊站立不稳，步履蹒跚，踌躇不前，死在旁边。所以，它也叫"闹羊花"，"闹"原作"恼"，"恼"是乱的意思；它还叫"惊羊花""羊不食草"。

羊踯躅是杜鹃花科、杜鹃花属的灌木，也就是说，它是一种有毒的杜鹃花。羊踯躅枝条稀疏，总状伞形花序，花可多达 13 朵，在叶子绽出之前开放。

羊踯躅生在山间，三月就开花了，花朵蕊瓣都是黄色，所以，也叫"黄踯躅""黄杜鹃"。此时可以采羊踯躅的花朵，阴干，收藏。不过，羊踯躅花"气味皆恶"，不好闻。

羊踯躅的花，味辛，性温，有大毒。羊踯躅的果实味苦，性温，有大毒。羊踯躅的茎、叶也有毒，能杀蝇虫、孑孓（蚊子幼虫）、钉螺等。

润州羊踯躅

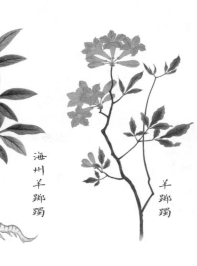

海州羊踯躅

羊踯躅

润州羊踯躅

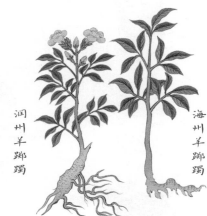

海州羊踯躅

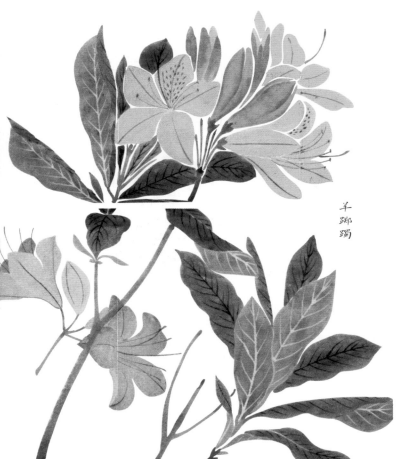

羊踯躅

在《水浒传》"母夜叉孟州道卖人肉"一节，孙二娘暗算两个衙门公人，把"洗脚水"放入酒中，让公人喝下，使公人中毒倒地。孙二娘的"洗脚水"大概就是蒙汗药。蒙汗药是古代麻醉效果最强的一种药物，放入酒中，能掩盖药味，也能提高麻醉效果。

羊踯躅的花含有楔木毒素（木藜芦毒素）、石楠素；羊踯躅的叶子含有黄酮类、杜鹃花毒素等，人或动物误吃后，会出现腹泻、呕吐或痉挛等症状。作为一种著名的有毒植物，古人把它"推举"到毒草类，用于治疗风湿、跌打损伤等。今天，它被用于麻醉剂、镇痛药、农药等。

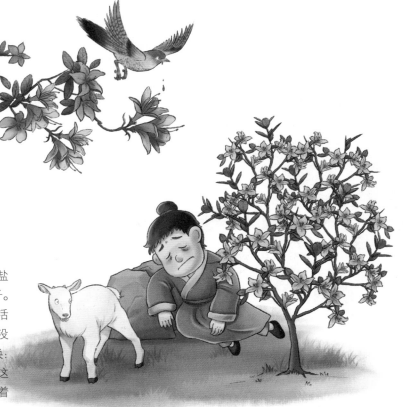

红杜鹃和黄杜鹃

相传在闽东山区有一个穷苦人家，哥哥杜大和弟弟杜二靠贩卖私盐养活母亲。一日，杜大的担子太重，盐袋滑落下来，压死了一个孩子。杜大被抓入监牢。杜二要替哥哥死，说："我力气小，挣的钱不能养活母亲，我们都会饿死。"就这样，杜二做了替死鬼。但杜大害怕，并没有回家照顾母亲，而是隐藏起来。弟弟死后化成杜鹃鸟，不停地呼唤："哥哥回来！哥哥回来！"口中滴出鲜血落在地上，长出了红杜鹃。这时，在几十里开外，羊群惊叫闹腾，人们发现哥哥死在那里，旁边长着有毒的黄杜鹃，便说是杜大化成了毒草，叫它闹羊花。

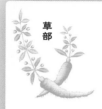

五味子

五味俱全的"大人物"

五味子是草药中的"大人物"，因为它甘、酸、辛、苦、咸五味俱全。它是一种蔓生植物，叶子和杏树叶很像，花茎是红色的，果实刚开始是青绿色的，成熟了就变成黑紫色。它的果子很小，却多肉，聚齐了五种味道，实在很神奇。

五味子分为南、北两种。南五味子，颜色红；北五味子，颜色黑，入滋补药用北五味子较好。五味子果实的皮肉又甜又酸，核中又辛又苦，都有一点咸味，所以有"五味"之名。

五味子是五味子科、五味子属木质藤本，缠绕在其他树木上生长，结小小的红色浆果，直径只有6~8毫米，果实里有种子1~2粒，种子更小，只有4~5毫米长，2.5~3毫米宽。

入秋八月，可以采五味子的果实，果实也叫五味子，把种子阴干，清除掉果梗等杂物。炮制时，可以用小铜刀把它劈成两片，再把种子浸在蜂蜜中，用锅蒸，之后，再用浆浸泡一夜，焙干就能入药了。用五味子入药，治咳嗽时用生的，滋补身体时则用熟的。

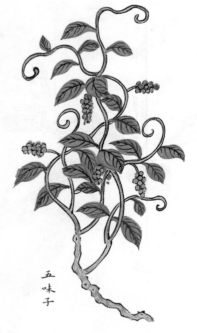

五味子

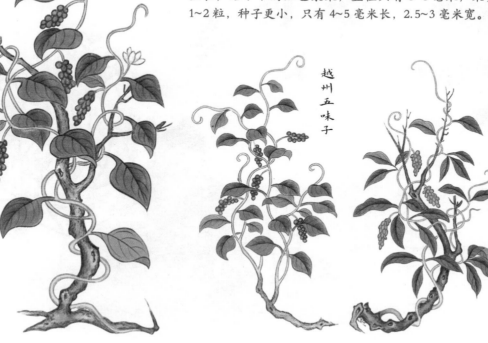

泰州五味子

越州五味子

虢州五味子

酒五味子：在五味子中加入黄酒，拌匀，放在罐子里密闭，然后隔着水炖，等到酒被五味子吸干后，取出来晒干就可以了。

炒五味子：用小火炒五味子，一直炒到五味子颗颗鼓起来，变成紫褐色。

五味子性温，无毒，能补不足，补虚劳，能益气、明目、除烦热、解酒毒、生津止渴等。

古人已经人工种植五味子了，秋天采下的新鲜的籽，选择粒大而饱满的，然后搓去果肉，用清水漂洗一下，干后就能保存留着明年播种了。

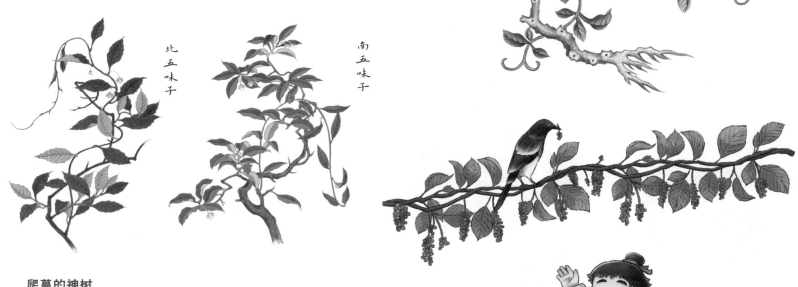

五味子

北五味子

南五味子

爬蔓的神树

很早以前，在长白山下的一个村庄里，有个叫苦娃的人，自幼父母双亡，每日给刁员外放牛、做杂活。苦娃吃不饱，穿不暖，经常被毒打。他骨瘦如柴，最终病得奄奄一息。刁员外把他扔到了深山老林边。这时，一只喜鹊衔着几粒种子撒在苦娃身边，等苦娃从昏睡中醒来时，看到身边长出一株株小树，藤蔓相连，挂着一串串红里透黑的清香小果子。苦娃摘下果子吃下去，直吃得精神焕发，气顺心畅，疾病也好像消失了。此后，苦娃就在深山老林开荒种地，把这种爬蔓植物作为神树祭祀。后来，这种植物长到长白山脚下的山沟里，穷人们经常采果实吃，因为果子有"五种味道"，便为它取名"五味子"。

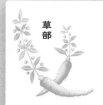

马兜铃

被禁用的奇草

马兜铃也是蔓生的植物，附在其他树木上生长。当它的叶子脱落的时候，果实还挂在树上，一颗一颗就像马脖子上的铃铛，所以得名马兜铃。它也叫"都淋藤"。由于它的茎蜿蜒缠绕，自有仙韵，人们称之为"天仙藤"。它的根有微微的香气，被称为"土青木香""独行根"。有一些岭南人用它来治蛊毒，隐瞒它真正的名字，叫它"三百两银药"。

马兜铃看起来奇特而美，但它的味道很臭，还没靠近就能闻到味道，所以，有人也叫它"鸡屎藤"。

马兜铃蔓延在丛林中，花朵是青白色，花朵底部像个圆球，圆球上端变窄，成为一根管子，管口又扩大，像个漏斗，上面有紫色斑纹，非常奇异。马兜铃的果实也近乎球形，上面有六个棱，大如桃李。十月以后，天气渐渐寒冷，马兜铃开始枯萎，果实沿着六个棱裂开，成为六瓣，露出里面的种子。种子薄薄的、扁扁的，像榆树荚一样。

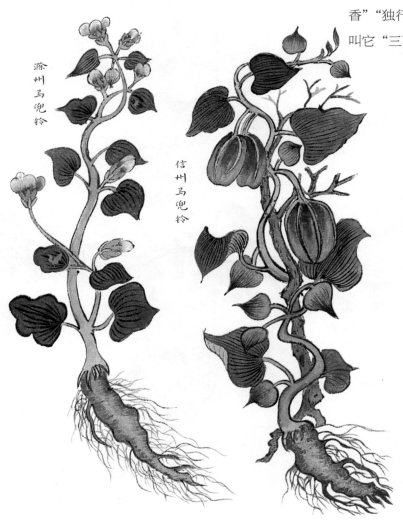

滁州马兜铃

信州马兜铃

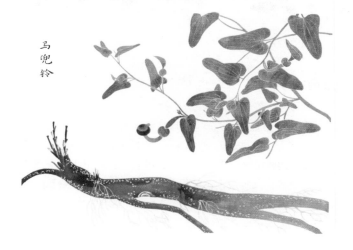

马兜铃

马兜铃是马兜铃科、马兜铃属的缠绕性草本植物，它的根、茎、果实都叫马兜铃。

采来马兜铃后，去掉它的叶子和蔓，只留下果实。取来绢袋，把果实放在袋子里，等待干燥。之后，把果实劈开，去掉隔膜，取出干净的种子，焙干用。

马兜铃的果实味苦，性寒，能治肺热咳嗽、清肺气、去肺中湿热等。它的根味辛、苦，性冷，有毒，能治热肿、蛇毒、调血气、去疹子等。

马兜铃含有马兜铃酸，马兜铃酸为致癌物，对肝肾的毒性剧烈而漫长，由于在短时间内不容易察觉，所以，古人以为它是无毒的。现今已经被国家禁用。

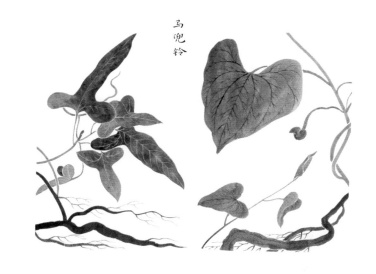

马兜铃

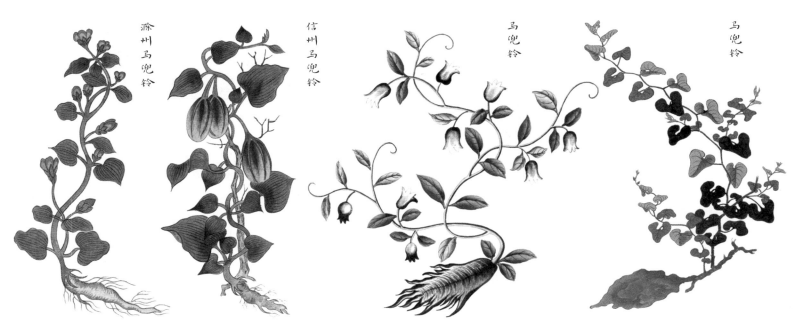

滁州马兜铃　　信州马兜铃　　马兜铃　　马兜铃

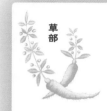

狼毒
比狼还毒的草

"狼毒"这个名字，一听就知道有毒。传说蝮蛇喜欢吃这种植物的根，但实际上，很多生长这种植物的地方并没有蝮蛇。只不过这种植物自身有毒罢了。

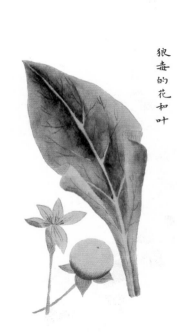

狼毒的花和叶

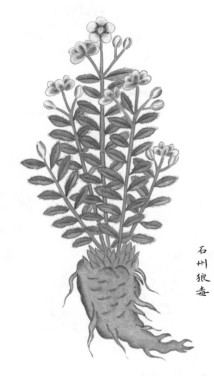

石州狼毒

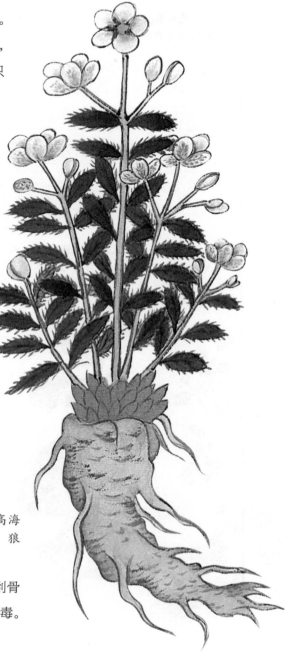

石州狼毒

狼毒是瑞香科、狼毒属植物，多年生草本，高20~50厘米，生长于比较寒冷的高海拔之地。青藏高原上生长着狼毒，一些牛羊会主动避开它，一些当地人叫它断肠草。狼毒的毒性还会使土壤失去一些肥力。

传说三国蜀汉大将关羽受了箭伤，箭头有毒，毒深入骨髓，名医扁鹊为他刮骨疗伤。射中关羽的毒箭就是涂抹了狼毒花汁液的毒箭。狼毒花的根、茎、叶都有毒。

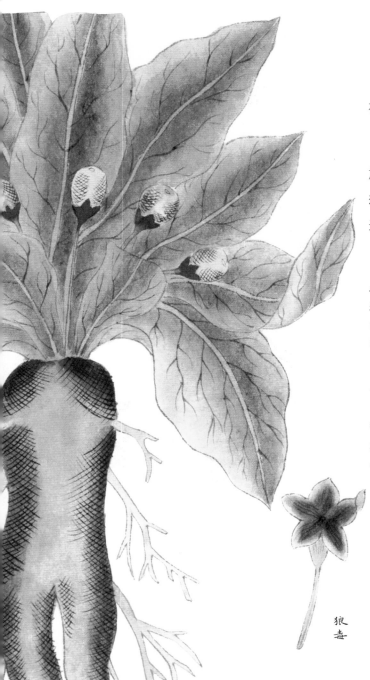

狼毒的根味辛，性平，有大毒，可去寒热水汽，治疗心痛、气结等症。在野外，它的根也能杀死飞鸟走兽。

二月和八月都可以采狼毒的根。有人说，狼毒的根与防葵的根长得很像，放在水中，沉下去的是狼毒，浮起来的是防葵。其实，这也是不可信的，想一想就知道了，如果秋天和冬天去采防葵的根，那根一定是坚实、沉水的，而春天和夏天时去采狼毒的根，根则是轻虚、浮水的。

狼毒的叶片是共生的，如果长出新的嫩叶，那一定是两两出现。狼毒花为头状花序，每个花序有20~30朵小花，外边的小花开后，里边的再依次开。白红花还保留着祖先的特征，白黄花、纯黄花、纯红黄花是后来演变出来的花色。狼毒的种子很硬实，这使它的萌发率比较低。访花昆虫主要有蝴蝶、飞蛾、瓢虫、椿象等，有时，也有蜘蛛爬动。

用狼毒造纸

唐代时，文成公主嫁到西藏，将大唐的造纸工艺带了过去。中原经常用树皮、竹子等原料造纸，但青藏高原上缺少这类植物。吐蕃的造纸工匠们集思广益，最终想出了一个办法，用生长在大漠和草原上的狼毒的根茎造纸。用狼毒造出的纸，含有一定的毒性，即使历经百年岁月，也不会被虫鼠啃咬。狼毒纸也防潮、防腐。

狼毒

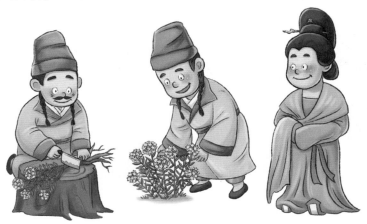

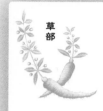

蓖麻

牛虱一样的毒物

蓖（bì）麻是从西域之地传来的，茎有的红、有的白，是中空的，还有节，像甘蔗。它的叶子很大，足有葫芦叶那么大。夏秋时节，蓖麻抽出花穗，枝上累累花朵，一片黄色，极为耀眼。

每一枝蓖麻能结果几十颗，壳上有刺，攒簇在一起，就如刺猬的毛刺，但很柔软。毛刺包裹着种子，种子有壳，壳上有奇特的青黄斑褐，看起来就像牛蜱（pí），也就是牛虱。把带斑纹的壳去掉，就看到种子了。种子大如豆，里面还有仁，种子娇白，有油，可作印色及油纸。种子有刺的蓖麻是有毒的。

蓖麻是大戟（jǐ）科植物，能提取出毒蛋白。蓖麻毒蛋白是最强烈的天然毒素之一，这也使它被推举为可杀伤肿瘤的毒素之一。

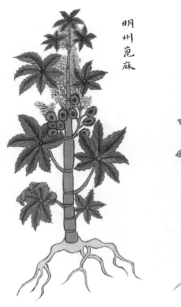

明州蓖麻

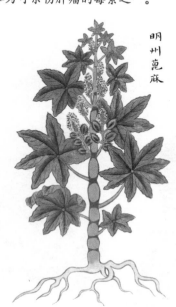

明州蓖麻

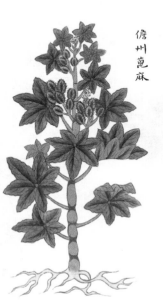

儋州蓖麻

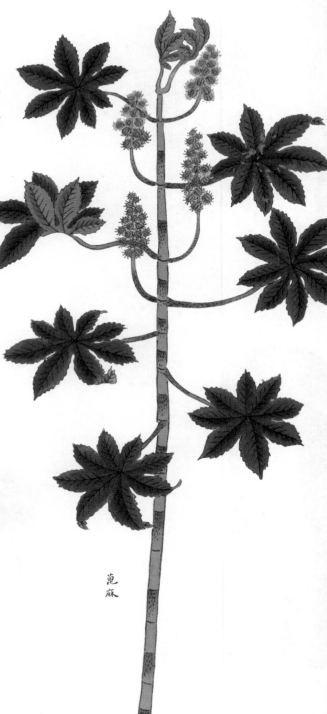

蓖麻

很多人种植蓖麻，夏天采它的茎叶，秋天采它的果实，冬天采它的根，处处都有用。尤其是蓖麻的种子，用盐汤煮半日后，去掉皮，取它的仁，再把仁捣烂，用水煮，舀出沫子，再把没有沫的水倒掉，单独煎沫子，一直煎到滴水不散时，就可以入药了。

蓖麻的子味甘、辛，性平，有小毒，有收敛的作用，适合治疗浮肿等症，具有消肿追脓拔毒的功效。据说有一个人病了，手臂有一块肿痛，用蓖麻捣成膏药贴上，一夜就痊愈了；还有一个人气郁，偏头痛，把蓖麻和乳香、盐等一起捣，贴在太阳穴上，一夜就止痛了。

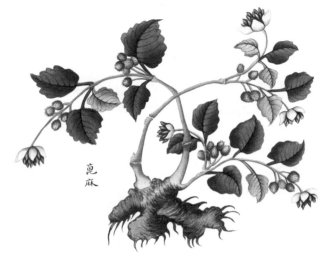

蓖麻

蓖麻毒素为什么被禁用？如果将蓖麻毒素提炼成超细粉末做成生化武器，在战场上空散布，没有解毒剂，对人类健康安全将造成重大威胁，因此被国际公约禁止使用。

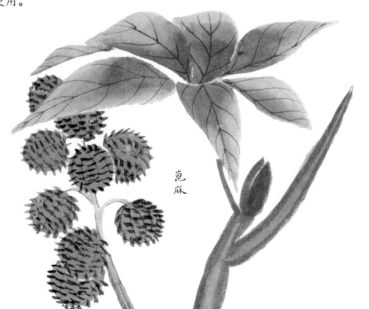

蓖麻

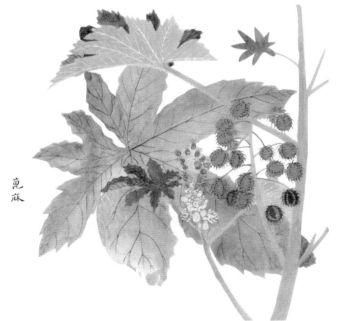

蓖麻

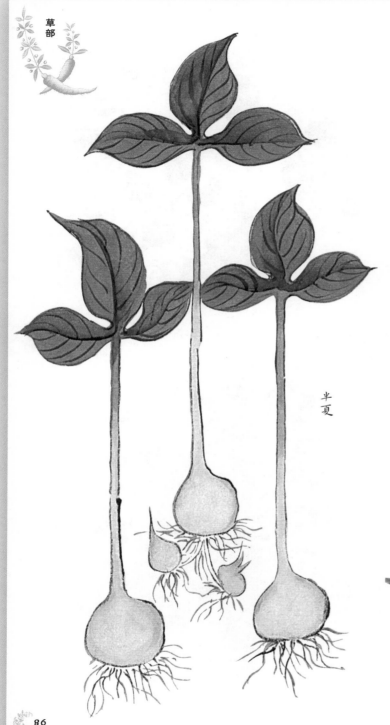

半夏

半夏
有毒的美丽植物

半夏是一个非常好听的名字，为什么叫半夏呢？这是因为它五月半夏生，正好是当夏之半。它也叫"水玉""地文"。

半夏还叫三步跳、无心菜根、老鸹眼、燕子尾、地慈姑、老和尚头、三步魂、小天老星、药狗丹、三棱草、扣子莲、半子、三角草……能为一种植物起这么多的"昵称"，可见人们对它的喜爱和尊重。

半夏是天南星科、半夏属植物，是一种旱地杂草，草坡、荒地、玉米地、田边或疏林下都能看得到。

半夏的根味辛，性平，有毒，能治疗寒热、咽喉肿痛、头眩等症。采来半夏的根后，把它洗干净，用汤浸泡七天，每天换汤，之后晾干，切成小片。由于半夏有毒，会刺激人的喉咙，所以要精心炮制。

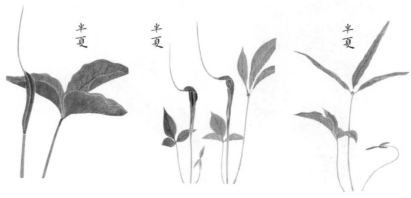

半夏　　半夏　　半夏

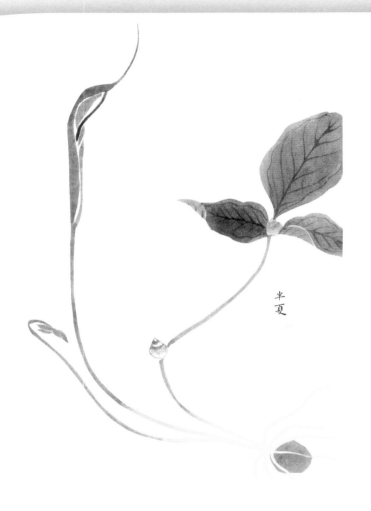

半夏

半夏含有神经毒性，能使蛙瞳孔散大。半夏还对局部黏膜有强烈的刺激作用。

加工时，可以用生姜制约半夏的毒性，把生姜压榨成汁液，拌焙入药；也可以把半夏的根研磨成末，再把姜汁倒入汤中浸泡三日，沥干水分，把粉末晒干，就是半夏粉了；可以研磨半夏的根，和姜汁做成小饼，这就是半夏饼；还可以研磨半夏的根，再用姜汁、白矾汤做成小饼，采摘楮树叶，包裹小饼，放在篮子中，等到小饼生出了黄色的霉菌，就成了半夏曲。

炮制半夏或天南星等草药时，之所以要用到姜，是因为姜辣素能抑制因刺激作用而产生的炎症，从而减小毒性。《本草纲目》中还记载，也可以用白矾、胆汁、酒、甘草等破坏半夏的毒性成分。

白霞与半夏

相传在很久以前，有一个女子叫白霞。一日，她在地里割草，无意间挖到一种植物的地下块茎。由于很饿，她就试着吃起了块茎，不料这东西吃起来又辣又刺激口腔，她刚吃完就吐了出来。白霞赶紧吃了一块生姜，一会儿才缓了过来。很快，她发现，自己久治不愈的咳嗽竟然好了。于是，白霞就用这种块茎和生姜一起煮汤给村里人治咳嗽病。但这种块茎含有很多浆液，要洗很多次，一次，白霞在河边清洗时，不小心落入河中死去了。人们为了纪念她，就把这种草根命名为白霞。时间长了，又改叫成半夏。

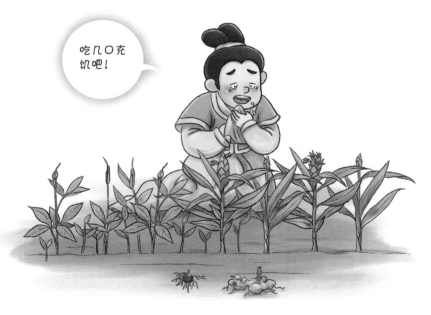

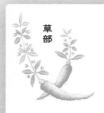

牵牛子

喇叭花的种子

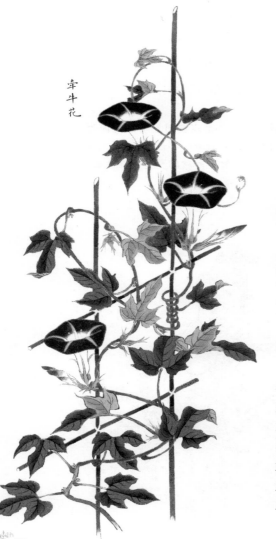

牵牛花

牵牛子就是牵牛花，它的花朵像一只只小喇叭，所以也叫喇叭花。它也叫黑丑、草金铃、狗耳草等，"丑"是指属牛，"金铃"是指种子的形状，"狗耳"是指叶子形状。牵牛花是一种藤生花，很多人把它种在篱笆边，它攀缘篱笆生长，开出花来，使篱笆也变好看了。把藤蔓切断，会看到汁液。牵牛花的果实是黑色的小球。

牵牛子的果实内有三个空间，每个空间里有两枚种子，种子看起来像橘子瓣。牵牛子味苦，性寒，有一定毒性，可以泻水通便、消痰、杀虫。采来种子后，需要晒干，再用水淘洗，把浮上来的干瘪的扔掉，把沉下去的饱满的晒干，拌入酒，用锅蒸，之后就可以晒干备用了。等到用的时候，还可以捣去黑皮再用。

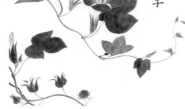

牵牛子

越州牵牛子

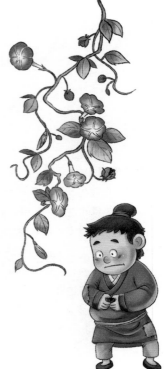

牵牛的孩子

很久以前，有一个小男孩因家中贫穷被卖到地主家去放牛。秋天，小男孩生了一种怪病，肚子大得像鼓，皮肤变得蜡黄，地主便把小男孩赶走了。小孩艰难地走着，昏倒在蔓草丛中。当他醒来时，又饥又渴，便把身边一株缠绕植物的果实摘下来，将壳剥掉，吃了里面黑色的籽。没过多久，他就腹泻了，感觉身体没那么难受了。过了几天，他恢复了健康。为了感谢这种草，小男孩牵着牛来到草丛，拜谢此草。后来，人们就把这种草入药，取名为"牵牛子"。

石斛

长在树上的兰花

石斛（hú）也叫金钗、林兰等。为什么叫金钗呢？是因为它的茎好像金钗之股，所以，人们也叫它"金钗石斛"。很多蜀人都栽植它，叫它"金钗花"。石斛大多丛生在石上，根纠结在一起，非常繁密，干了就变成白白软软的。茎叶是青绿色的，干了变成黄色。

石斛是兰科、石斛属植物，茎是肉质状的，很肥厚，有节；花大，颜色奇美。石斛喜欢温暖、潮湿、半阴半阳的环境，很多都生长在亚热带深山老林的树皮上，或树干上，有的也生长在石缝中，或山谷岩石上。

采来石斛后，去掉它的根头，用酒浸泡一夜，然后曝干，再用酥拌蒸，之后慢慢焙干，就可以用来滋补身体了。石斛味甘，性平，无毒，能除痹、下气、补五脏、益气除热。

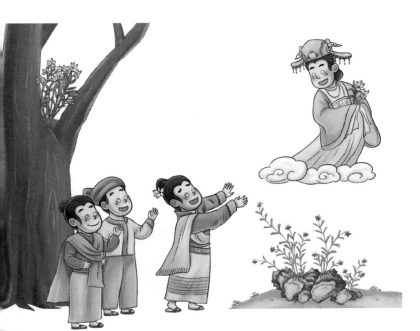

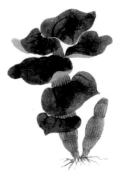

石斛

石斛

女神的"蛋花"

相传在很久以前，傣族人在过泼水节时，太阳神降临人间，了解民情。人们非常感动。当太阳神将要离去时，一位人间女神手捧"蛋花"献给太阳神。此后，蛋花就成为吉祥喜庆之物。人们从深山中把蛋花采回家，栽在阳光容易照射到的地方——屋顶，以迎接节日和太阳神。傣家姑娘把蛋花作为头饰或衣饰，表达对太阳神的爱戴，对美好生活的期待，这种蛋花就是石斛。

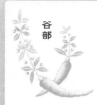

胡麻
从胡地来的芝麻

胡麻就是芝麻、油麻，是人们喜欢的农作物，既能吃，又能榨油，它还是中医药中的"干将"。据说，汉代张骞出使西域时，获得了油麻种子，因为西域当时被中原称为"胡地"，所以，油麻被叫作胡麻。油麻的名字是因为它含有很多油脂。它也叫"狗虱"，因为一粒粒的种子就像一个个小虱子一样。

胡麻是胡麻科、胡麻属植物，一年生，直立草本，原产于印度。胡麻的种子含油量55%，古人榨油后，可以吃，女子还用它涂抹头发。胡麻的茎秆笔直高挺，是一节一节的，当它开花时，从下面往上面渐渐开放，所以有"芝麻开花节节高"的俗语。

胡麻味甘，性平，无毒，能补五脏，益气力，治虚劳，长肌肉。胡麻的种子有黑白两种，黑的叫黑芝麻，白的叫白芝麻，入药时可以选择黑色的，用九蒸九曝的方法炮制。

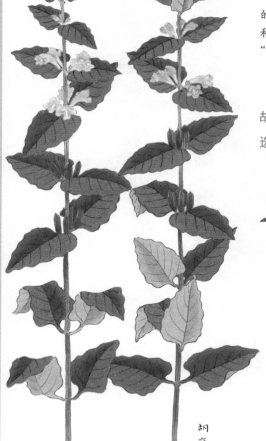

胡麻

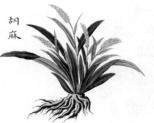

胡麻

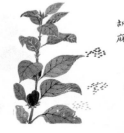

胡麻

晋州胡麻

仙女的芝麻

传说汉明帝时，有两个人去天台山采药，在密林中迷路了。眼看天色就要黑了，两个人陷入了绝望。这时，忽然出现一位衣袂飘飘的仙女，容颜娇艳。仙女将他们带出密林，邀请他们到自己暂居的洞中参观，用胡麻招待了他们，之后仙女就云游而去了。二人发现山洞里有很多胡麻，就在洞中住了半年。他们回到村里后，村里人见他们气色极好，于是询问他们有什么法宝。他们回忆了一下，半年来一直吃胡麻，便让人们也采胡麻来吃，胡麻的名声就传开了。

大豆

了不起的"植物肉"

在篆文中，有一个字写为"卡"，字形就像豆荚长在茎下的样子，这是豆最早的写法。后来，大豆被写成"菽（shū）"。最后，演变成"豆"。"豆"字就像种子在豆荚中的样子。

大豆颇受人们欢迎，很多人都在夏至前后种植。秋天的时候，大都开出小白花，结出豆荚，豆荚里就是豆粒。下霜后，大豆就枯萎了。大豆的豆粒有黄色的，也有黑色的，人们喜欢用黑色的入药。黑色的大豆叫乌豆，平时吃也可以。黄色的大豆可以做豆腐、榨油、做酱。

大豆起源于中国，在5000年前就开始栽培了。大豆是豆科、大豆属的一年生草本，种子中含有35%～40%蛋白质，是世界上非常重要的豆类之一，被称为"豆中之王""植物肉""绿色的牛乳"等。

黑大豆味甘，性平，无毒，能逐水胀、消肿、补虚等。黄大豆味甘，性温，无毒，能消水肿。

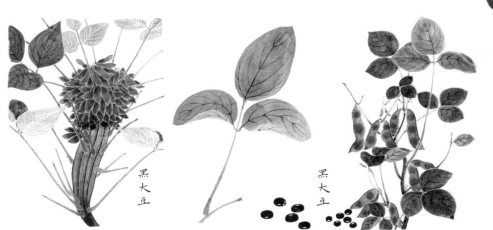

黑大豆

黑大豆

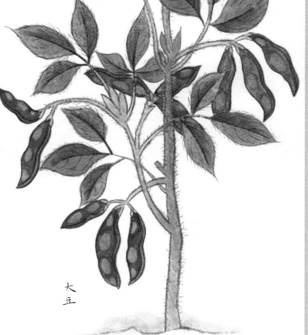

大豆

大豆

大豆

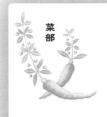

蒜

臭臭的荤菜

蒜也叫荤菜。人们把"五辛"叫作五荤，蒜是五荤之一，所以叫荤菜。蒜还有小蒜、大蒜，根茎小的、瓣也小的，就叫小蒜，小蒜非常辣；根茎大的、瓣多的，辛辣中带一点甘甜的，就叫大蒜。蒜既可以当调味品，也可以当蔬菜吃。它是外来客，是汉朝时张骞将它从西域带来中原的。

蒜怕热，怕干旱，喜好冷凉的环境，当它还是蒜苗时就能抵抗严寒了。蒜虽然味道冲鼻，但"身体"纤细修长，叶子细细长长，摇曳婀娜。蒜的整株都能吃，也能入药，蒜味辛、性温，能祛除风湿、强健脾胃，是食药两界的"大人物"。

蒜是石蒜科葱属植物，整棵植株都有强烈辛辣的味道。蒜头瓣开、捣碎时，会发出更为刺激性的气味，这其实是蒜的防御手段。蒜含有大蒜素、硫化丙烯，它们使蒜极为辛辣，以便让食蒜动物敬而远之。蒜头是长在地下的鳞茎。鳞茎中含有蛋白质、低聚糖、矿物质、硫化合物等，杀菌力强，被称为"植物性天然广谱抗生素"。

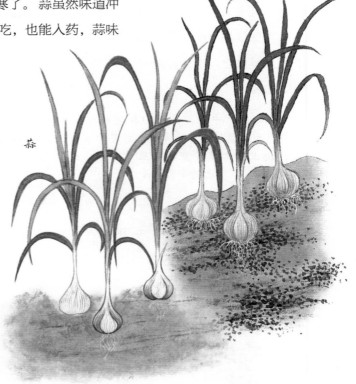

蒜

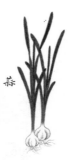

蒜

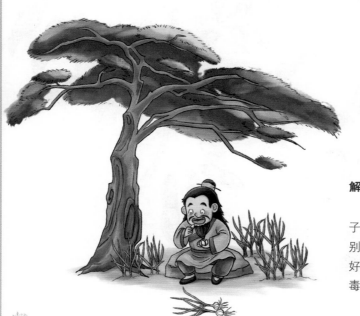

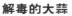

解毒的大蒜

相传上古时期，华夏部落首领黄帝独自攀登嵩山。爬到一半时，他头晕目眩，肚子很痛，还非常口渴。黄帝怀疑自己中毒了。就在这时，他看到路边有几棵形状很特别的草。他顾不上许多，拔了一棵放在嘴里，发现草的味道辣辣的，还有很多汁水正好能解渴。他又吃了几株，之后便躺着休息了。当他再醒来时，惊喜地发现自己的中毒症状缓解了，于是他又找了一些自己品尝过的植物，带回去教臣民种植，这就是蒜。

生姜

孔子爱吃的菜

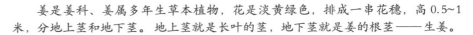

四月的时候，种下母姜。母姜出苗后，就像初生的嫩芦，随着它一点点长大，叶子就好像箭竹叶一样细细长长，而且两两相对，还带着辛香的气息。姜苗青根黄，根长成后，像排列开的手指，出现分支，这就是生姜。这时候采来吃，是没有丝丝缕缕的纤维的，脆生生的。等到秋分过后，下了霜，生姜就老了，吃起来就没那么可口了。

姜是姜科、姜属多年生草本植物，花是淡黄绿色，排成一串花穗，高 0.5~1 米，分地上茎和地下茎。地上茎就是长叶的茎，地下茎就是姜的根茎——生姜。

生姜有多好呢？它是"御湿之菜"，王安石说它"能御百邪"。《论语》中也说，孔子"不撤姜食"，意为每顿饭都要吃姜。姜能去湿气，姜皮味辛，能消浮肿、调和脾胃，姜叶能缓解牙齿疼痛等。

生姜

生姜

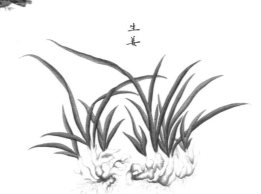

温州生姜

生姜皮中含有生姜油，能抑制细菌活性，可以用来抗菌防腐。生姜为什么能驱散身体内的湿气、寒意呢？这是因为生姜中含姜辣素、黄酮类等物质，它们能让血液快速流动，促进人体排汗，由此而驱寒。

生姜救神农

相传神农上山采药时，吃下了一种有毒的植物。神农全身无力，肚痛如刀绞，晕倒在山上。过了很长时间，神农慢慢苏醒过来，闻到一种独特的香气。他环顾四周，发现有一丛叶子尖尖的青草散发出浓烈的香味。他深吸了几口气，觉得头不那么晕了，胸也不那么闷了。神农拔出一棵草，发现它的根是一块一块的，便放在嘴里咀嚼，立刻感觉到辣辣的。没多久，神农开始腹泻。之后，神农感觉自己好多了，恢复了体力。神农感激小草，因为自己姓姜，就给它起名为"生姜"。

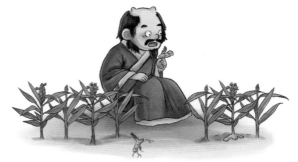

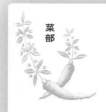

蒲公英

菊花家族的苦菜

蒲公英有很多名字，有的高雅，如"金簪草"，是指它的花有如金簪子的头；有的名字很朴实，如"黄花地丁"，这是因为它的花朵是黄色的，一个独根扎入土壤，像钉子一样深深扎进地里，所以叫"地丁"。

蒲公英也叫婆婆丁，由于味苦，也叫苦菜，是菊科蒲公英属植物。

野地里到处都看得到蒲公英，刚长出来时，很多人去采挖，味道有点苦，但很多汁、可口。二月时，有些蒲公英就开花了，很多人去田野里采花；三月时，又去采根。蒲公英味甘，性平，对食物中毒有一定作用，还能驱散滞气、化解热毒、消除恶肿等。

蒲公英是有名的"下火草"，也是天然的"青霉素"，有杀菌消炎作用；利尿，所以又被称为"尿床草"。它和麻黄、附子、大黄、熟地、石膏、黄芪、当归合称为中药界"八大金刚"。

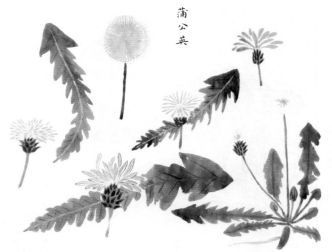

蒲公英

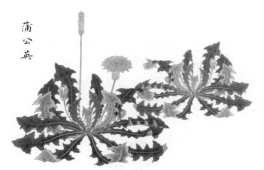

蒲公英

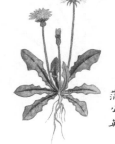

蒲公英

渔翁和蒲公英

相传很久以前，有一户人家的女子胸部生疮，疼痛难忍。她觉得没脸见人，便离家出走，投入了江水。江边恰好有一条渔船，船上一个蒲姓老渔翁和他的女儿英子把女子救起来。女子诉说了自己的病情。渔翁说自己有办法治好这种病。第二天，渔翁带着女儿英子上山，采来一种锯齿长叶的植物，英子把它熬成汤给女子喝下。接连喝了几天，女子的病竟然好了。后来，女子回了家，把这种草种在家里，为了感谢渔翁和英子的救命之恩，就把它叫作"蒲公英"。

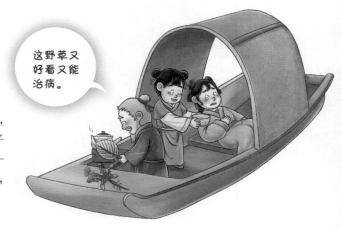

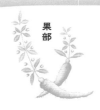

梅

酸牙的"家伙"

梅树的果实就是梅，也叫梅子，味道比较酸，生吃会倒牙，可以把梅子曝干后，做成果脯，加入羹里吃，满口生香。采梅子时，最好在半黄时采，然后用烟熏，做成乌梅；青的梅子可以用盐腌，然后曝干，做成白梅。如果用蜂蜜煎梅子，也别有风味。或者把梅子榨汁，做成梅酱，夏天的时候调水喝，爽口清凉。

梅树是蔷薇科李属小乔木，稀灌木，花、叶、根、种仁都能入药。梅原产于我国南方，迄今为止已有 3000 多年的栽培历史。

宋朝学者杨万里写的诗句"梅子留酸软齿牙，芭蕉分绿与窗纱"，生动地描述了吃梅子后牙齿酸软的情况。在古代，梅子是一种非常重要的调料，用来调酸味。喝酒时也可以用梅子调味，比如曹操就曾"青梅煮酒论英雄"。醋问世后，梅子的调味大任才走向终结。

梅子味酸，生吃止渴，常吃则损害牙齿，影响脾胃。中医在用药时，一般倾向选择乌梅和白梅。乌梅对伤寒烦热、泻吐等有一定作用，也有助于安神助眠。

梅

梅

梅

梅子

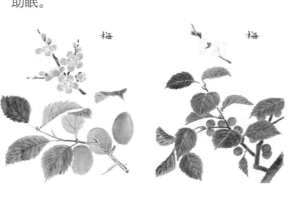

梅子为什么是酸的

很久以前，南香山下住着一位老人和女儿，女儿叫梅子，他们以种梅为生，梅子味道极甜。南王的女儿想吃梅子，南王令老人进贡梅子。谁知，公主吃后，却生病了。南王于是把老人抓起来，把梅树全部砍光了。老人既难过又悲愤，死在狱中。他的女儿梅子日日哭泣，她坐在梅树桩上，泪水渗入脚下的土地。第二年，她坐过的树桩先长出了嫩芽，之后开花结果。奇怪的是，果实看着和以前一样，但吃起来却不再是甜的，而是酸涩的。此后，梅子就都是酸的了。

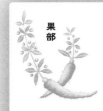

山楂

圆溜溜的赤爪子

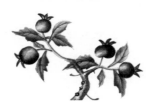

赤爪子是什么？鼠楂、猴楂是什么？杚子、羊杗（qiú）、棠梂子是什么？它们都是指山楂。赤爪子可能是赤枣，爪是讹音；"杚"是山楂的古称；由于山楂生在山野，猴子、鼠都爱吃，所以叫鼠楂、猴楂；至于梂，可能是把"杚"字误作"梂"，因为"梂"是指栎树的果实，与山楂是没有关系的。

秋天，经常有小孩采摘山楂后叫卖。闽地的人会把山楂果去皮，去硬核，然后捣烂，加入糖、蜂蜜，做成山楂糕吃。下霜后，把成熟的山楂果去核，然后曝干，或者蒸熟，再去掉皮、核，再捣烂，做成饼吃，也很美妙。

山楂味酸，性冷，生吃多了会不舒适，有可能烦躁、易饿，也会损害牙齿。一些中医会把山楂煮水，用来止痢疾、疮痒，消食积，健胃。有人还用山楂水来洗澡。

山楂是蔷薇科、山楂属乔木，含有牡荆素，其提取物能抑制癌细胞的生长。如果想治疗积食时，可以炒山楂，炒可以使有机酸减少，降低酸味对胃的刺激。如果想用山楂止泻、止血，那么可以把山楂炒成焦山楂、山楂炭，把它们炒黑，尤其是山楂炭，是最黑的，味道也是最苦的。焦山楂和山楂炭几乎没有消食作用了，但炒成的活性炭有强烈的吸附作用，有利于止泻、止血。

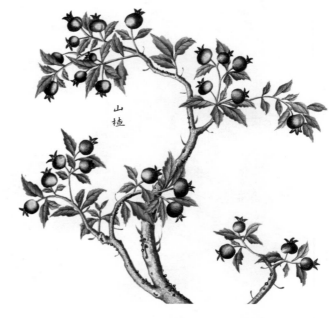

山楂

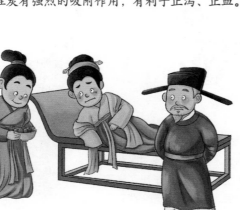

糖葫芦的传说

相传南宋时，宋光宗最宠爱的贵妃生了怪病，面黄肌瘦，不思饮食。御医用了许多贵重药品，都未能治愈。宋光宗下令广招各地名医。结果，来了一位江湖郎中。郎中为贵妃诊脉后，说道："可将棠梂子（山楂）与红糖煎熬，用膳前吃5～10枚，半月后即愈。"宋光宗下令按此方服用，贵妃果然病愈了。此事传到民间，百姓如法炮制，又把棠梂子穿起来卖，就成了冰糖葫芦。

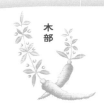
沉香

万香之王

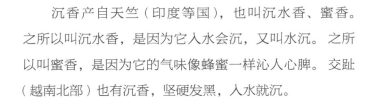

沉香产自天竺（印度等国），也叫沉水香、蜜香。之所以叫沉水香，是因为它入水会沉，又叫水沉。之所以叫蜜香，是因为它的气味像蜂蜜一样沁人心脾。交趾（越南北部）也有沉香，坚硬发黑，入水就沉。

沉香木是瑞香科沉香属、拟沉香属乔木，既是名贵药材，也是名贵香料，被推举为众香之首，有"万香之王""植物中的钻石"之称。

沉香是树被虫蛀、砍伤或雷劈后，产生的分泌物形成的。沉香木的香味成分越高，越能沉在水中，所以叫沉香。

沉香味辛，性微温，无毒，能消毒肿、心腹痛，补五脏，暖腰膝。如果想把沉香做成丸剂、散剂，可以先把它干燥，然后研磨成末；如果想把沉香煎药来吃，可以磨成汁液。

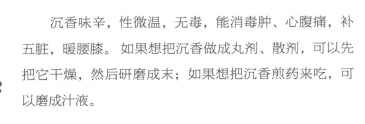
沉香

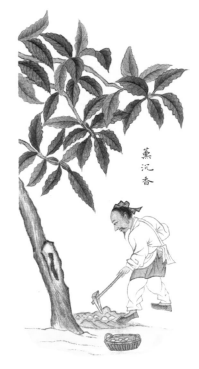
薰沉香

广州沉香

沉香变木炭

传说古时候有一位富翁，担心儿子以后不能自食其力，希望儿子去历练一下。年轻人于是乘船出发，最终来到一片热带雨林，发现一种树木。他砍了树，一年后，树皮朽烂，只剩下沉黑的木心，散发香气，还能沉水。年轻人把香木运到市上去卖，却无人来买。于是，他把香木烧成木炭，很快卖光了。年轻人回家后得意地告诉父亲，父亲忍不住长叹。原来，那香木正是沉香，只要切下一小块磨成粉，价值就超过了一车木炭。

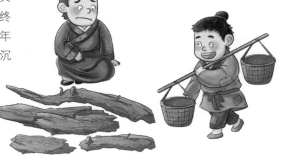

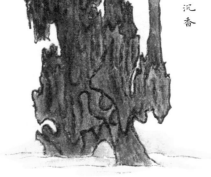

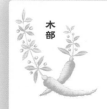

丁香

芬芳四溢的花树

丁香也叫丁子香、鸡舌香，因为丁香花的形状看起来有点像钉子或鸡舌。丁香花香浓郁，很远就能闻到香味。人们把它的花蕾和果实研磨成粉，用来烹饪、腌制食物，去除口中异味。丁香味辛、性温，把丁香花采摘下来晒干，还能入药。丁香的树皮可治牙齿疼痛，树枝可治心腹胀满、恶心、水谷不消等症。

丁香，桃金娘科植物，与木樨科丁香属观赏丁香不同。当花蕾由绿转红时采摘，晒干后用药。丁香是古人去除口臭的"口香糖"，今天儿童吃了生冷食物呕吐腹泻时使用的儿脐贴中也含有丁香的成分。

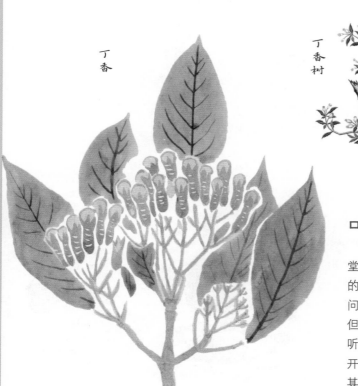

丁香

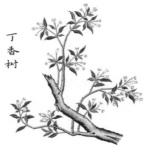

丁香树

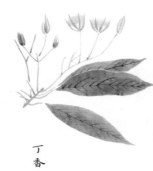

丁香

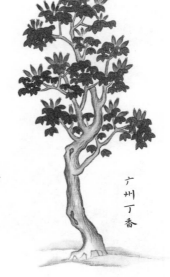

广州丁香

口含丁香

相传武则天时，宫廷诗人宋之问自恃相貌堂堂、才华出众，应该得到皇帝的重用。奇怪的是，武则天一直对他避而远之。后来，宋之问明白了真相。原来，武则天知道他有才华，但他有口臭之病，着实熏人。宋之问无比羞愧，听说丁香有浓郁香气，便口含丁香上朝。他一开口说话，周围的人就能闻到一股香气，于是其他人也开始效仿，丁香的名声就此传开了。

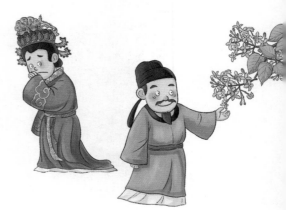

皂荚

悬在树上的"刀"

皂荚是皂角树上结的果实，也叫皂角、鸡栖子、乌犀、悬刀（好像悬挂在树上的小刀子）……一看这些名字，就能想象出它的形状有些弯，像猪牙一样。有的皂荚长而肥厚，多脂，黏糊糊的。有的皂荚长而瘦薄，枯燥，不太黏。多脂而黏的皂荚是最好的，不过，皂角树刺多，很难攀爬，采摘不易。

皂角树初生的嫩芽可食，对人很有益，但如果是要采荚，最好在九月份去采。皂荚味辛、咸，可治疗腹部胀满、咳嗽等症。选一些肥厚的皂荚，再去汲新鲜的水，用水浸泡皂荚，一夜过后，再用小铜刀削去粗皮，用酥炙。炙的过程要重复很多次，必须把它炙透，然后捶去里面的种子和硬弦，就可以准备入药了。也可以用蜂蜜炙，还可以绞榨汁水入药。

皂荚

皂角

皂荚是豆科、皂荚属植物，能长到 30 米高。

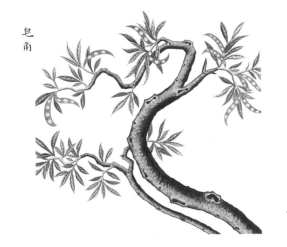

树神的妙方

相传，很久以前，有一个少女在野外打柴时，被村外一个恶人欺辱，少女羞愤悲伤，在大皂角树上自杀了。她的父母痛不欲生，正在这时，一位白发老翁忽然显现，说："可用皂角末吹入少女鼻孔，能起死回生。"父母抬眼望去，恍见老翁融入了皂角树，知道是树神显灵，便如法救人。少女果然苏醒过来。此后，人们便把皂角当成灵丹妙药。

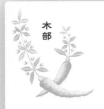
巴豆

"杀人"的豆

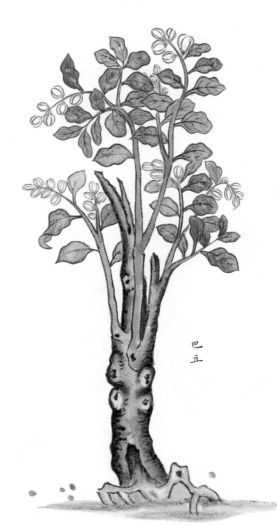

巴豆

一读"巴豆"这两个字，就明白它出自四川巴蜀，长得像大豆。巴豆有毒，所以也叫刚子。

巴豆树开花成穗，是微黄色，结出的果子就是巴豆。巴豆一般到八月份就成熟了，黄灿灿。熟透了，就落到地上。人们把巴豆捡起来，去掉脆薄的壳，阴干后，去掉它的皮，再去掉它的仁，也就是芯，用麻油、酒等煮干，捣磨成膏，就能做成丸剂或散剂了。

生巴豆可用，炒熟、醋煮的巴豆也可用。巴豆能去水肿、胃中积寒等。但是，巴豆味辛，性温，药性生猛，能吐能下，使人强烈腹泻，是一种"斩关夺门之将"，不可随便使用。一旦巴豆中毒，可能会死亡，因此人们说它能杀人，这时可用冷水、黄连汁、大豆汁解毒。

巴豆是大戟科、巴豆属乔木，高6～10米，含有巴豆油、毒性球蛋白等。巴豆油能杀虫抗菌，有人用巴豆枝、叶做杀虫药，或者用来毒鱼。

树上的肥鼠子

相传在一个小山村里，有一棵大树，结满黄绿色豆子，村里人叫它肥鼠子，意思是老鼠吃了会长肥，人吃了则必死。有一个人很好奇，捡了落地的几粒，剥了壳敲碎，没看出什么，就用破布包好，压在热炕头。第二年春天，此人肚子胀痛，医治不好，决定吃肥鼠子结束生命。他战战兢兢地吃下去，不料很快剧烈腹泻，肚子竟然不再胀痛。此事传出后，肥鼠子的名字慢慢演变成了巴豆。

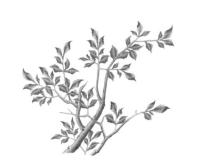

桑

东方神木

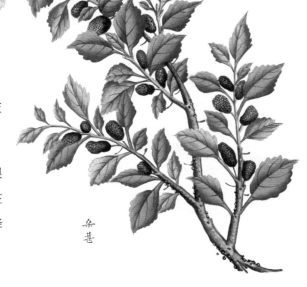

朵葚

　　桑是东方自然神木，桑叶是给蚕吃的，传说是箕星的精魂所化。桑的枝条、叶子、果实、根皮无一不能入药。采桑时，最好按照时节进行。

　　桑树的果穗叫桑葚，采桑葚可在夏天过后，这时桑葚正在变红成熟；挖根皮（桑白皮）可在冬天时，冬天正是植物营养回流到根部的时候；采桑叶可在霜降节气后，这时的桑叶也叫神仙叶，因为桑叶经过了低温刺激，有毒成分降低，更利于入药。

　　桑是桑科、桑属植物，树皮黄褐色，煮汁后，可染出褐色，经久不褪。中国是世界上最早种植桑树的国家。

　　桑白皮味甘，性寒；桑叶味苦、甘，性寒。把桑白皮煮汁喝下去，有利于五脏；把桑叶煎浓汁喝下去，可除脚气水肿等。如果把桑叶炙熟煎饮，则能止渴，治劳热咳嗽等。

桑树的命运

　　传说西汉末年，王莽篡位称帝，刘秀奋然起义，不料兵败，被王莽追赶。刘秀逃到一个桑园中，摘下桑葚充饥，恢复了体力。刘秀对桑树说："他日我若登基为帝，定封你为树王。"后来，刘秀打败王莽，成了东汉的开国皇帝，让太监去封赏桑树。谁知太监一路上耽搁不少时间，忘了树的名字和形状，只记得果实香甜。当他找到地方时，天色昏暗，模糊看到椿树枝头挂着果实，就对椿树匆匆宣读了圣旨。椿树意外封王，意气风发，从此长得枝繁叶茂，总比其他树都要高一头。而桑树认为刘秀不守诺言，十分生气，最终气破了肚皮，留下一条裂缝。直到今天，老桑树总是裂开着。

茯苓

伏在地上的"神灵"

茯苓也叫伏灵、伏菟、松腴等。有人说，茯苓总是长在松树根上，吸纳了松树根的气味和神灵之气，所以精气旺盛，发泄于外，就结成了茯苓，也叫茯神。

茯苓并不是树木，而是多孔菌科、茯苓属的真菌，多寄生在松树根上。

茯苓味甘，性平，能利水、益脾和胃、宁心安神，还能治惊悸、健忘等症。在入药前，茯苓需要"发汗"，也就是把它晒干或烘干。先晾晒茯苓，然后，把茯苓堆到一起，使整体温度升高，里面的水分迁移到外侧；然后，再打开茯苓堆晾晒……这样反复几次后，才能全部彻底干燥。由于在堆放茯苓时，温度很高，茯苓和外界接触的地方会结成小水滴，就像人在出汗一样。

简单的日晒只能蒸发掉茯苓表面的水分，茯苓表面结构收紧后，里面的水分还有很多，无法彻底干燥，所以要反复把茯苓堆起、打开晾晒。

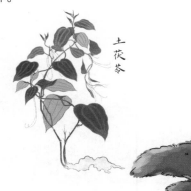

土茯苓

茯苓"出汗"后，把茯苓去皮、芯后，捣成细末，放到水盆里搅和，浮上来的东西要过滤掉，这是茯苓的筋。之后，把淘干净的细末做成丸剂、散剂就可以了。

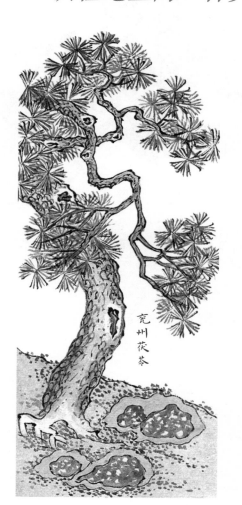

兖州茯苓

成吉思汗和茯苓

成吉思汗打过无数次胜仗，相传其中有一次胜仗和茯苓有关。有一次成吉思汗率军征战，结果雨水连绵不绝，一直下了好几个月，大部分将士都患上了风湿病。眼看就要兵败，成吉思汗无计可施。后来，有几个士兵偶然服用了茯苓，减轻了风湿的症状，消息传到成吉思汗耳中，成吉思汗急忙派人到盛产茯苓的地方运来大量茯苓，让将士们吃下。就这样，士气振作起来，成吉思汗最终打了胜仗。茯苓能缓解风湿的功效也传开了。

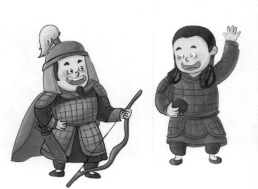

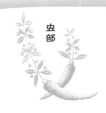

蜂蜜

采自悬崖峭壁

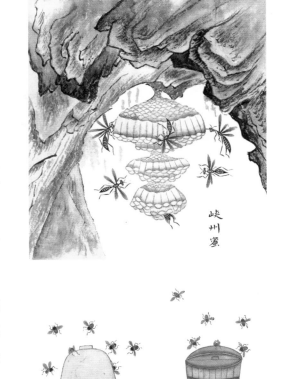

峡州蜜

蜂蜜是蜂采花后酿成的，由于花不一样，蜂蜜的颜色也不一样。黄连蜜色黄金灿，梨花蜜洁白如凝脂，桧花蜜带有微红色；何首乌蜜的颜色更红……

采蜜不是一件容易的事。如果采崖蜜，蜂房在高高的悬崖上，人无法上去，只能用长竿探入蜂房，使蜜流下来，流到一个事先准备好的容器里。崖蜜入药的效果非常好。南方诸山的幽僻处，绝岩石壁之上，几乎处处都有蜜蜡，人攀缘到山顶后，用绳子拴住一个篮舆，另一个人坐在篮舆里，篮舆从山顶一点点放下，停在有蜂房的地方采蜜。这种悬挂在半空采蜜的方法，非常惊险。

采蜜后，还要炼蜜。在蜜里加入水，把桑树枝点燃，慢慢地炼；然后盛出锅里的浮沫，等到滴水成珠，不会散开时，就可以了。这是水火炼法。还有其他炼法，比如，把蜂蜜放在重汤里，煮上一天，等到滴水不散时，就能取用了。蜂蜜味甘，性平，无毒，能益气补中、调和百药、通便等。

蜂　　　　　蜀州蜜

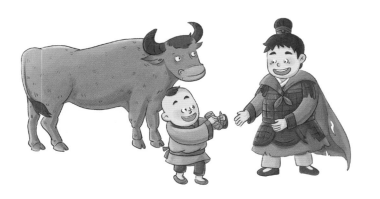

羊角蜜

相传秦朝末年，楚霸王项羽和汉王刘邦在九里山前大战，就在项羽饥渴难耐、心烦意躁时，有一个小牧童过来，用一只羊角盛满野蜂蜜，送给他吃。项羽吃了蜂蜜后，精神大振。后来，楚王宫中开始用面粉做成羊角，里面灌入蜂蜜等，成为一道有名的点心——羊角蜜。

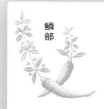
鲤鱼

诸鱼之长

鲤鱼生在各地的河水中，随时可以捕捉。它为什么叫"鲤"呢？是因为它的鳞片上有纹理，所以叫鲤。有人把红鲤鱼叫作玄驹，把白鲤鱼叫作白骥，把黄鲤鱼叫作黄雉，是把它形容成了水中的骏马。鲤是诸鱼之长，长相可爱，传说它还能神变，飞跃江湖。鲤鱼肉甘，性平，无毒，很好吃，也有止咳的作用，还有利于小便、咳喘等症。

鲤鱼是鲤科、鲤属鱼类，有跳水的习性，有的鲤鱼能跳出水面一米以上。

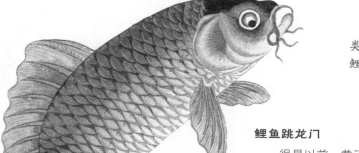

鲤鱼

鲤鱼

鲤鱼跳龙门

很早以前，黄河里的鲤鱼听说龙门风光好，想去看看，但被龙门山挡住了路。一条大红鲤鱼建议大家跳过龙门山，但其他红鲤鱼害怕摔死。大红鲤鱼便率先跳起来，突然，一团天火闪现，烧掉了它的尾巴。它忍着疼痛，继续飞跃，终于越过龙门山，瞬间变成了巨龙。鲤鱼们深受鼓舞，都开始跳跃，但只有几条跳过去，其余都摔了下来，额头上落下黑疤。今天，这个黑疤还长在黄河鲤鱼的额头上。

琴高坐鲤

琴高是战国时期赵国人，琴技极高，所以被称为琴高。传说琴高懂得长生之术，在冀州和涿郡一带曾漫游 200 多年，收下上百个弟子。一天，琴高吩咐弟子在涿水旁建造一座琴高祠，自己则去涿水中捉一条龙子作为坐骑。龙子就是红色的鲤鱼，如果跃过龙门，就能变成龙。琴高纵身跳进涿水，弟子们虔诚地等在岸边。过了很久，琴高乘坐一条赤色大鲤从水里一跃而出，飞进了"琴高祠"，接受众人参拜。过了一段时间后，琴高又坐着鲤鱼飞入涿水，从此再也没有回来。

乌贼鱼

欺骗乌鸦的"贼"

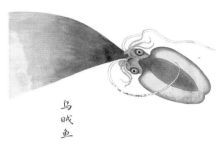

乌贼鱼

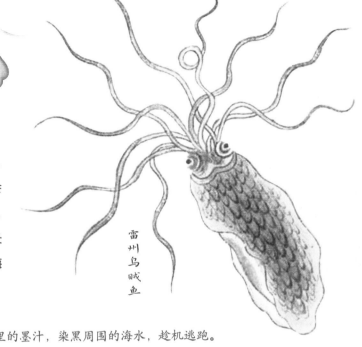

雷州乌贼鱼

"乌贼"的名字是怎么来的呢？有人说，这是一种很有谋略的动物，会浮在水上装死，乌鸦看到了，以为它真的死了，就飞过来啄食，它会迅速将乌鸦卷入水中吃掉。所以，人们就叫它乌贼。乌贼生在东海，数量很多，随时可以捕捞。乌贼的长相很奇特，像一个口袋囊，嘴巴长在肚子下，八只脚长在嘴巴旁，会喷墨，所以也叫墨鱼，还有人叫它海螵蛸（piāo xiāo）。

乌贼也叫墨斗鱼，是乌贼目的软体动物。遇到天敌时，它会喷出墨囊里的墨汁，染黑周围的海水，趁机逃跑。

当地人传说，以前秦王东游时，把算筹的袋子丢到了东海里，化成了乌贼鱼。当地捕捞到乌贼后，常将乌贼炸熟后，配姜醋吃，十分脆美。乌贼有益气的作用，中医也会将它入药。

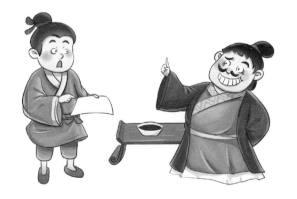

用乌贼墨写字

古时候有一个很狡猾的人，他向别人借钱，然后用墨鱼的墨汁写下借据，最开始，这种墨很新鲜，字迹清晰，但过了半年，字就消失了，当别人催他还钱时，借据却成了白纸。这个狡猾的人就赖账不还钱了。人们就把墨鱼汁看成帮坏人行骗的工具，骂墨鱼为乌贼。

乌贼的墨含有吲哚醌和蛋白，时间久了会被氧化，能自然消失。

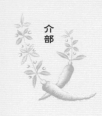

牡蛎

有"房产"的海贝

牡蛎属于蛤蚌一类，也有人叫它蛎，还有人叫它蚝。东海中有牡蛎，十一月时，牡蛎会依附在石头上。牡蛎的壳就像小房子一样，叫蛎房。刚开始，蛎房只有拳头那么大，慢慢地，越长越大。很多牡蛎一个一个地连在一起，如岩似山，非常壮观，被称为蚝山。

大蛎房有如马蹄，小蛎房如人的手指头，无论大小，每一个小蛎房里都有一块肉。潮水涌来后，各个蛎房都打开了，等潮水中的小虫子一进来，蛎房立刻就合上，牡蛎就这样吃饱了。

当地人经常到石头上去采牡蛎，取牡蛎壳里的肉吃，剩下的蛎房也不扔掉，而是烧成灰，砌墙粉刷墙壁。牡蛎味咸，性平，微寒，无毒，能补气、消渴，滋补身体。如果以牡蛎入药，可取流水，加盐来煮，再入火煅烧，一直到煅红为止，再研磨成粉末就可以了。

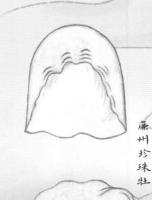

廉州珍珠牡

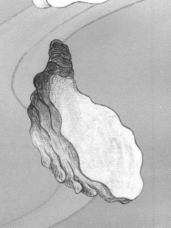

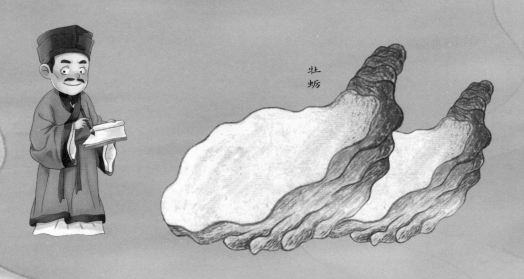

牡蛎

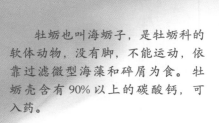

牡蛎也叫海蛎子，是牡蛎科的软体动物，没有脚，不能运动，依靠过滤微型海藻和碎屑为食。牡蛎壳含有90%以上的碳酸钙，可入药。

鸡

凤的原型之一

鸡有一个脱俗的名字——烛夜。这是因为鸡会在夜未尽时鸣叫。很早以前的《诗经》，里面就提到鸡了。李时珍说鸡的种类很多，朝鲜有一种尾长三四尺的长尾鸡，江浙有一种白天黑夜叫个不停的长鸣鸡，江南有一种脚才两寸左右的矮鸡。鸡味甘，性微温，无毒，可以补虚。

鸡是雉科、原鸡属家禽，起源于野生的原鸡，我国是世界上最早驯养鸡的国家，至少有 4000 年的历史。

在中国，鸡文化源远流长，凤的形象就来源于鸡。中国神话中，还有天鸡的故事。古人也有贴画鸡驱鬼的风俗。

一般情况下，鸡在夜里是睡觉的。鸡的大脑里有松果体，能分泌褪黑素，晨光乍现时，光会抑制褪黑素的分泌，雄鸡便不由自主地"司晨"——鸣叫提醒人们天亮了。

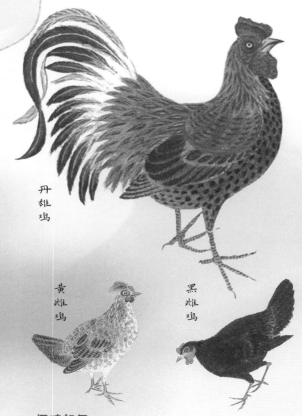

丹雄鸡

黄雌鸡

黑雌鸡

乌雄鸡

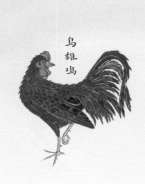

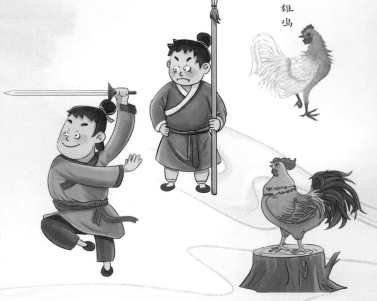

白雄鸡

闻鸡起舞

　　祖逖（tì）是晋朝军事家、民族英雄，他在担任司州主簿时，与同为主簿的刘琨十分亲厚。他们常常一起吃饭，同室而卧。半夜鸡叫时，祖逖醒来，认为这是上天在激励他奋进，于是叫醒刘琨，起来舞剑练武，准备报效国家。成语"闻鸡起舞"就来源于此，这也是关于雄鸡"司晨"的故事。

酪

乳汁炼制而成

酪是什么东西？它就是牛乳、羊乳、水牛乳、马乳等制作成的乳酪。

牛乳是最好的，牛乳也多，便于采收。

水牛乳也很好，非常浓厚，滋味独特。

马乳做成酪，性冷，很一般。

驴乳更冷，压根儿不适合做酪。

骆驼乳倒还可以做酪。

酪有干酪，也有湿酪，干酪要比湿酪好。北方牛羊多，所以，北方人多做酪。

先把乳倒入锅中，在锅中炒；之后，进行熬煮，直到沸腾几十次；再用勺子搅和，倒出来放入罐子里，等到冷却下来，取出浮皮，就是酥；再加入少许旧酪，用纸封严实，存放起来便可以了。

还有人把带浮皮的乳放在太阳下晒，等到皮没有了，再放入锅中炒，然后曝干，使其成块，这就是干酪法。

酪味甘、酸，性寒（羊奶酪性温），无毒，能去热毒、止渴、解散虚热，还能润燥利肠、补虚损、壮颜色。

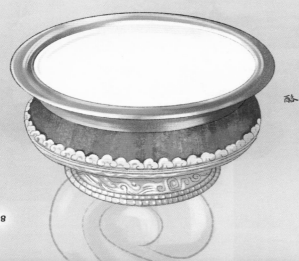

酪

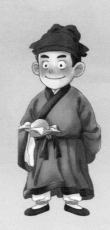

酥

来自奶酪的酥油

酥就是酥油，一些北方人叫它马思哥油。牛酥有些寒，适合有热症的人。羊酥有些温，适合有寒症的人。二者各有所长，但总体上，还是牛酥比羊酥更好一些。有人为了牟利，会在牛乳里掺杂白羊脂，然后冒充牛酥。

李时珍在《本草纲目》中写了一些用其他物质冒充药物的情况，也写下了如何鉴别真假的方法。如牛黄是牛的胆结石，为稀有、贵重药材，把牛黄粉末用水润湿后涂在指甲上，如指甲黄色透明长时间不褪色，说明牛黄是真的。草药也有鉴别方法，如将真的秦皮放到热水中，可看到碧蓝色的荧光，因为它含有七叶树苷和七叶树素。

做酥时，可以把牛乳倒入锅中，煮沸两三次，然后，倒入盆里，等冷却、结皮后，取出皮再煎，煎出油来，去掉渣滓，就成了酥油。还有人这样做酥。用桶装上牛乳，然后，用木板捣牛乳，一直捣出沫子，再撇去沫子，放入锅里煎；去掉焦皮，剩下的就是酥了。入药时，可以用微火融化，再过滤一下使用。酥味甘，性微寒，无毒，可补五脏，除心热，润毛发，益虚劳。

乳制成了酪，酪制成了酥，酥能制成醍醐（tí hú）。醍醐一般是黄白色，做成饼吃，极为甘甜香腻。醍醐来自酥，是酥的精华，性滑，不好盛放，有人把它放在鸡蛋壳或葫芦里，就不会滑溜溜地漏出去了。

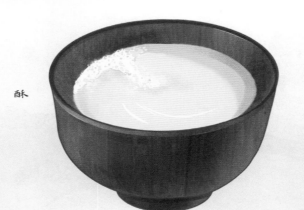

酥

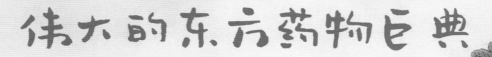

伟大的东方药物巨典

独活

地黄

独活

　　许多具有药用价值的植物、矿物、动物等都被收录进了《本草纲目》。全书一共收录了1892种药物，另有1万多种药方，配图1100多幅，堪为"东方药物巨典"。最具价值的是，李时珍不仅把《本草纲目》的内容分为52卷16部，部下还细分了"纲""目"，这种分类法在当时世界是非常超前的，没有哪一本书这样分类过。他对植物的科学分类，比瑞典生物学家林奈早了近200年，为植物学开创了先进的分类系统。

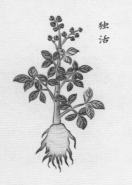

红蓝花

　　独活：也叫羌活、独摇草等，一茎直上，所以叫独活，无风自动，所以叫独摇草；其根味苦、甘，性平，无毒，能止痛，治风寒、皮肤痒等。

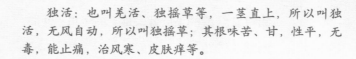

莲花

　　莲子：莲的果实，黑硬如石，能沉水，也叫石莲子；去黑壳，用水浸泡果肉，去皮去心，可生食；蒸熟或晒干、焙干，可入药；味甘、涩，性平，无毒，可补虚损、除寒湿等。

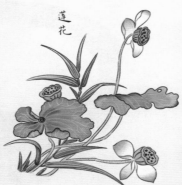

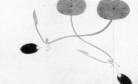

莲子

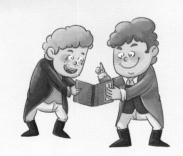

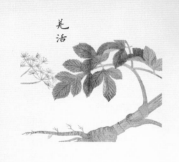

羌活

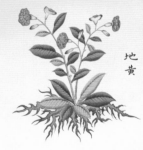

地黃

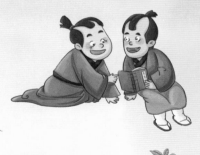

白术

《本草纲目》出版后，李时珍之子把它呈给朝廷，皇帝批了七个字——"书留览，礼部知道"，就搁置下了。但《本草纲目》在民间掀起了热潮，并在 17 世纪、18 世纪传播到朝鲜、日本、美国以及欧洲一些国家，成为国际科学界的重要文献。英国生物学家达尔文称赞此书为"中国古代的百科全书"。英国科技史学家李约瑟称李时珍为"药物学界中之王子"，认为李时珍是与物理学家伽利略一样伟大的科学家。

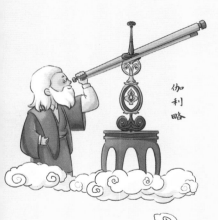

伽利略

白术：也叫山蓟、山姜等，味道似姜、芥，味甘，性温，无毒，可治疗风寒湿痹，也可理胃益脾、止汗、除热、消食等。

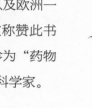

白术

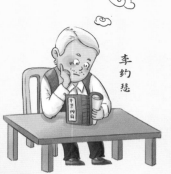

李约瑟

地黃

地黄：也叫地髓等，入水沉者入药最好，根如人的手指，也如羊蹄根和胡萝卜根；日中晒干或火烘焙干使用；味甘，性寒，无毒，可通血脉、益气力、利耳目。

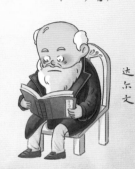

达尔文

图书在版编目（CIP）数据

呀！本草纲目 ／（明）李时珍著 ；文小通编著
．—北京 ：文化发展出版社，2024.6
ISBN 978-7-5142-4353-6

Ⅰ．①呀⋯ Ⅱ．①李⋯ ②文⋯ Ⅲ．①《本草纲目》—
儿童读物 Ⅳ．① R 281.3-49

中国国家版本馆 CIP 数据核字（2024）第 103710 号

呀！本草纲目

著　　者：〔明〕李时珍　　　　编　　著：文小通

出 版 人：宋　娜　　　　　　责任编辑：肖润征　刘　洋
责任校对：岳智勇　　　　　　责任印制：杨　骏
特约编辑：鲍志娇　　　　　　封面设计：李果果
出版发行：文化发展出版社（北京市翠微路2号 邮编：100036）
网　　址：www.wenhuafazhan.com
经　　销：全国新华书店
印　　刷：河北朗祥印刷有限公司

开　　本：787mm×1092mm　1/16
字　　数：144千字
印　　张：7
版　　次：2024年6月第1版
印　　次：2024年6月第1次印刷

定　　价：68.00元
ISBN：978-7-5142-4353-6

◆　如有印装质量问题，请电话联系：010-68567015

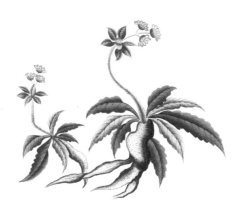

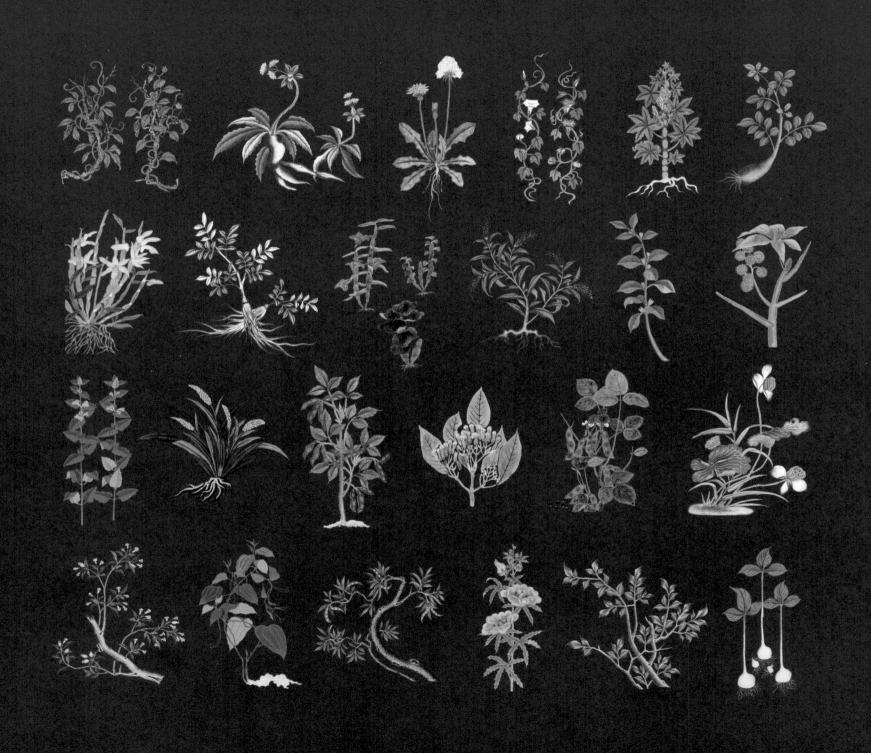